现代医院管理创新理念与发展研究

夏晋瑾 著

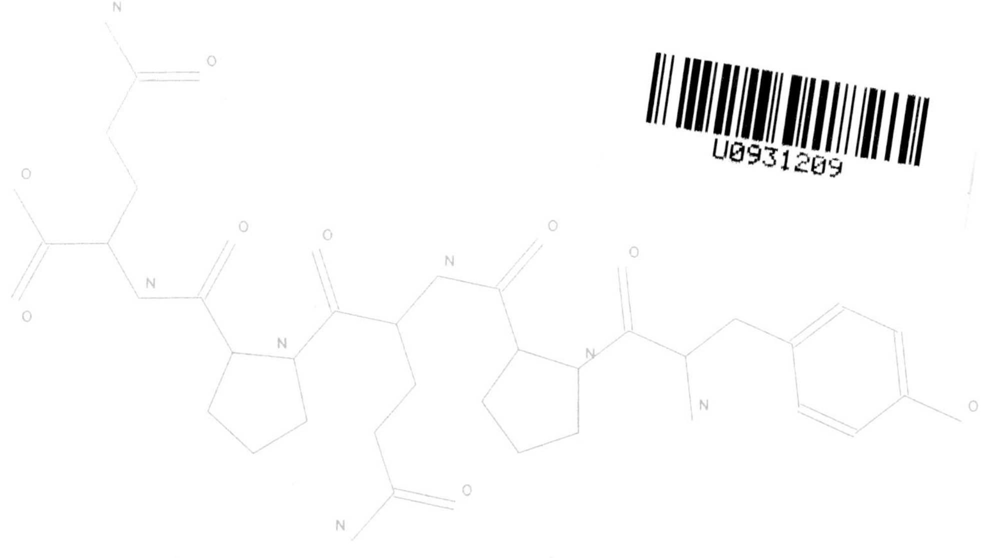

河北大学出版社

·保定·

出 版 人：刘相美
责任编辑：马　敏
装帧设计：张彦琪
责任校对：陈浩苏
责任印制：常　凯

图书在版编目（CIP）数据

现代医院管理创新理念与发展研究 / 夏晋瑾著 . 保定 ：河北大学出版社，2024. 7. -- ISBN 978-7-5666-2401-7

Ⅰ . R197.32

中国国家版本馆 CIP 数据核字第 20249UE052 号

出版发行：河北大学出版社
地址：河北省保定市七一东路 2666 号　邮编：071000
电话：0312-5073019　0312-5073029
邮箱：hbdxcbs818@163.com　网址：www.hbdxcbs.com
经　　销：全国新华书店
印　　刷：涿州市般润文化传播有限公司
幅面尺寸：170 mm × 240 mm
印　　张：13.25
字　　数：200 千字
版　　次：2024 年 7 月第 1 版
印　　次：2024 年 7 月第 1 次印刷
书　　号：ISBN 978-7-5666-2401-7
定　　价：48.00 元

如发现印装质量问题，影响阅读，请与本社联系。
电话：0312-5073023

前　　言

随着医学科技的迅猛发展，医院管理作为保障医疗服务质量和提升医院核心竞争力的关键环节，正日益受到广泛关注。本书正是基于这一背景，深入探讨了我国现代医院管理的创新理念与发展趋势，以期为医院管理者提供科学的理论指导和实用的管理工具。

本书系统梳理了医院管理的基本概念、原则和方法，从医院管理学的内涵出发，逐步深入到组织管理、文化管理、服务质量管理以及战略管理等多个层面。在这一过程中，本书不仅注重理论的系统性和完整性，还充分考虑了医院管理的实践性和可操作性，力求为读者呈现一个全面而深入的医院管理知识体系。

在创新理念方面，本书紧密结合时代发展和医院管理的实际需求，引入了一系列新的管理理念和方法。例如，在现代医院管理工具章节中，详细介绍了 FOCUS-PDCA、“5＋1”S、品管圈以及失效模式和效应分析等管理工具，这些工具不仅有助于提升医院管理的效率和质量，还能够促进医院管理的科学化和规范化。同时，本书还强调了医院文化管理的重要性，通过对文化管理的方法、考核、实施路径以及改进措施等方面的探讨，帮助医院管理者构建积极向上的医院文化，提升员工的凝聚力和归属感。

在发展趋势方面，对医院管理的未来发展进行了深入研究和预测，分析了新形势下医院发展战略的选择和实施路径，并且还关注了 ISO9000 标准在医院的实施情况，以及其对提升医院服务质量和管理水平的重要作用，为医院管理者提供了前瞻性的战略思考框架。

本书从医院管理概述到具体的管理工具和方法，再到文化管理、服务质量管理以及战略管理等多个方面，本书层层递进、逐步深入，以期能对推动现代医院管理的创新与发展产生积极的影响。

作者

2024 年 5 月

目　录

第一章　医院管理概述……………………………………………………（ 1 ）
　第一节　管理学概述……………………………………………………（ 1 ）
　第二节　医院管理学的内涵……………………………………………（ 8 ）
　第三节　医院管理学的方法论与基本原则……………………………（ 14 ）
　第四节　医院管理的职能………………………………………………（ 20 ）
第二章　医院组织管理……………………………………………………（ 25 ）
　第一节　医院规模的设置………………………………………………（ 25 ）
　第二节　组织工作的基本职能…………………………………………（ 30 ）
　第三节　医院组织的主要类型…………………………………………（ 36 ）
　第四节　组织文化与价值观建设………………………………………（ 41 ）
第三章　现代医院管理工具………………………………………………（ 45 ）
　第一节　管理工具概述…………………………………………………（ 46 ）
　第二节　FOCUS-PDCA ………………………………………………（ 53 ）
　第三节　“5＋1”S 管理模式 …………………………………………（ 63 ）
　第四节　品管圈…………………………………………………………（ 71 ）
　第五节　失效模式和效应分析…………………………………………（ 81 ）
第四章　医院文化管理……………………………………………………（ 90 ）
　第一节　医院文化管理方法……………………………………………（ 90 ）
　第二节　医院文化管理考核……………………………………………（ 99 ）
　第三节　医院文化建设实施路径………………………………………（106）
　第四节　医院文化建设改进措施………………………………………（114）

第五章　医院服务质量管理………………………………………………（124）
第一节　医院服务质量概述…………………………………………………（124）
第二节　质量管理的基本理论………………………………………………（131）
第三节　医院质量管理的内容和结构………………………………………（139）
第四节　医院质量管理的常用工具和方法…………………………………（149）
第五节　ISO9000 标准在医院的实施 ……………………………………（158）
第六章　医院战略管理……………………………………………………（166）
第一节　医院战略管理概述…………………………………………………（166）
第二节　医院总体战略规划…………………………………………………（174）
第三节　医院战略管理过程…………………………………………………（184）
第四节　新形势下医院发展战略选择………………………………………（191）
参考文献……………………………………………………………………（200）

第一章　医院管理概述

第一节　管理学概述

一、管理学的定义与范畴①

管理学是一门研究组织管理活动及其规律性的科学，旨在通过系统、科学的方法提升组织的效率和效益。其定义涵盖了管理的本质、目的、手段以及研究对象等多个方面，是理解和应用管理学的起点。

（一）管理的本质与目的

管理的本质是一种社会实践活动，它通过计划、组织、领导和控制等职能，协调组织内部和外部的资源，以实现组织的目标。管理的目的在于通过优化资源配置、提升员工满意度和增强组织创新能力，实现组织的长期发展和可持续竞争优势。这种本质和目的决定了管理学的研究内容和方向，使其具有鲜明的实践性和应用性。

管理的过程涉及对资源的有效配置和利用，包括人力、物力、财力等各个方面。通过制定明确的计划和目标，管理能够确保组织的发展方向与战略目标相一致。同时，管理还注重激发员工的积极性和创造力，通过有效的领导和控制手段，实现组织的高效运转。

（二）管理学的研究对象与范围

管理学的研究对象涵盖了各类组织的管理活动及其规律性。无论是企

① 参见罗斌、罗旸详《实用管理学》，北京理工大学出版社 2022 年版，第 9—12 页。

业、政府还是非营利组织，都需要通过管理来实现组织的目标和愿景。因此，管理学的研究范围广泛，包括组织行为学、战略管理、人力资源管理、市场营销等多个领域。

管理学的研究不仅关注组织的内部结构和运行机制，还关注组织与外部环境的互动关系。在全球化和信息化的大背景下，管理学的研究更加注重跨文化管理和信息管理等方面的问题。同时，随着科技的快速发展和经济的不断变革，管理学也在不断吸收新的理论和方法，以适应新的管理需求和挑战。

管理学的研究方法多样，包括实证研究、案例研究、比较研究等。这些方法的应用有助于揭示管理活动的内在规律和机制，为管理实践提供科学的指导。同时，管理学还注重理论与实践的结合，通过案例分析、模拟实验等方式，将理论应用于实际情境中，检验其有效性和适用性。

二、管理学的学科性质与特点

管理学作为一门独立的学科，具有其独特的学科性质和特点。这些性质和特点决定了管理学在社会科学体系中的地位和作用，也为深入理解和管理实践提供了重要的理论基础。

（一）综合性与交叉性

管理学具有综合性的特点，它融合了经济学、心理学、社会学、政治学等多个学科的理论和方法。这种综合性使得管理学能够从多个角度和层面来分析和解决管理问题。同时，管理学也具有交叉性的特点，它与其他学科之间存在着密切的联系和互动。例如，管理学与经济学在资源配置和市场竞争方面有着共同的研究领域；管理学与心理学在组织行为和人力资源管理方面有着紧密的联系。这种交叉性有助于管理学不断吸收新的理论和方法，推动学科的创新和发展。

（二）实践性与应用性

管理学是一门实践性很强的学科，它直接服务于社会实践和组织管理活动。管理学的理论和实践紧密结合，通过案例研究、实地考察等方式，将理论应用于实际情境中，解决实际问题。同时，管理学也注重应用性的研究，旨在提出具有可操作性和实用性的管理方法和工具。这些方法和工具能够帮助组织提高效率和效益，实现可持续发展。

（三）动态性与创新性

管理学是一门不断发展和创新的学科。随着社会的不断变革和科技的快速发展，管理实践面临着新的挑战和问题，管理学需要不断吸收新的理论和方法，适应新的管理需求和环境变化。同时，管理学也注重创新性的研究，通过探索新的管理模式和方法，推动组织的变革和发展。这种动态性和创新性使得管理学能够保持其生命力和活力，不断为管理实践提供新的思路和指导。

管理学的定义与范畴涵盖了其本质、目的、研究对象和学科性质等多个方面。通过深入理解这些方面，能够更加全面地认识管理学的内涵和外延，为后续的学习和实践奠定坚实的基础。同时，管理学作为一门不断发展和创新的学科，需要不断关注其最新动态和趋势，以适应不断变化的管理环境和实践需求。

三、管理学的发展历程与流派

管理学作为一门古老的学科，其发展历程源远流长，不同历史阶段形成了各具特色的管理思想和管理流派。这些流派的形成与发展不仅反映了不同时代背景下管理实践的需求和变化，也推动了管理学的理论创新和实践应用。

（一）古典管理理论的形成与特点①

古典管理理论是管理学发展历程中的重要阶段，其代表人物包括泰勒、法约尔和韦伯等。古典管理理论强调对组织的科学管理和效率提升，通过明确的任务分工、标准化的操作流程和严格的纪律要求，实现组织的优化运行。这一阶段的管理理论注重对组织内部结构和流程的优化，为后续的管理理论发展奠定了基础。

古典管理理论的特点在于其强调理性、科学和系统化的管理思想。它

① 参见陈泉辛、严文燕、唐佳蓓《管理学》，东南大学出版社2023年版，第50—52页。

认为管理是一门科学，可以通过研究和应用科学的方法来提升组织的效率。同时，古典管理理论也注重实践应用，通过在实际管理活动中应用这些理论，取得了显著的成效。然而，古典管理理论也存在一定的局限性，如过于强调机械化的管理方式和忽视人的因素等。

（二）行为科学理论的兴起与影响①

随着社会的进步和人们对管理实践认识的深入，行为科学理论在20世纪中叶逐渐兴起。行为科学理论关注人的行为和心理因素对管理活动的影响，强调通过改善人际关系、提高员工满意度和激发员工积极性来提升组织的效率。梅奥、马斯洛等人是行为科学理论的重要代表。

行为科学理论突破了古典管理理论对人的因素的忽视，将人的需求、动机和行为作为管理研究的重要内容。它认为员工不仅仅是被动执行任务的机器，还是具有主观能动性和创造力的个体。因此，管理者需要关注员工的需求和动机，通过有效的激励和沟通手段来激发员工的积极性和创造力。行为科学理论对后续的管理理论发展产生了深远的影响，推动了人本管理思想的兴起和发展。

（三）现代管理理论的多元化发展②

到20世纪后半叶，管理学进入了一个多元化的发展阶段。现代管理理论不再局限于某一种特定的管理思想或方法，而是呈现出多样化的特点。系统管理理论、权变管理理论、学习型组织理论等都是现代管理理论的重要代表。

系统管理理论强调组织是一个由多个子系统构成的复杂系统，各子系统之间相互关联、相互影响。管理者需要从整体和全局的角度出发，协调各子系统之间的关系，实现组织的整体优化。权变管理理论则认为管理没有固定的模式和方法，需要根据组织内外部环境的变化灵活调整管理策略。学习型组织理论则强调组织需要不断学习和创新，以适应不断变化的

① 参见张燕、史歌《管理学基础》，西北大学出版社2023年版，第32—35页。

② 参见张燕、史歌《管理学基础》，西北大学出版社2023年版，第42—48页。

市场环境和竞争态势。

现代管理理论的多元化发展反映了管理实践的复杂性和多样性。不同的管理理论和方法各有其优点和适用范围，管理者需要根据实际情况选择和应用合适的管理理论和方法。同时，现代管理理论也注重跨学科的研究和整合，通过吸收其他学科的理论和方法来丰富和完善管理学的理论体系。

管理学的发展历程与流派是紧密相连的。不同流派的形成与发展不仅反映了管理实践的需求和变化，也推动了管理学的理论创新和实践应用。古典管理理论为管理学的科学化和系统化奠定了基础；行为科学理论则突破了机械化的管理模式，关注人的因素和心理需求；现代管理理论则呈现出多元化的特点，注重组织的整体优化和灵活适应。这些流派之间的交流和融合，不断推动着管理学的进步和发展。

通过对管理学发展历程与流派的梳理和分析，可以更深入地理解管理学的内涵和外延，把握其发展趋势和未来方向。同时，也有助于在实际管理活动中选择和应用合适的管理理论和方法，提升组织的效率和效益。

四、管理学的基本假设与原理

管理学作为一门学科，其构建与发展离不开一系列基本假设与原理的支撑。这些假设与原理是管理理论的基础，为管理实践提供了指导框架和思路。

（一）管理学的基本假设

管理学的基本假设是构建管理理论体系的基石，它们反映了管理活动的本质和规律。这些假设包括人的有限理性、资源的稀缺性、组织目标的多元性等。

人的有限理性假设认为，人的认知能力和决策能力是有限的，无法完全掌握和处理所有信息。因此，在管理实践中，管理者需要采取科学的方法和手段，帮助员工克服有限理性的限制，提高决策的有效性和准确性。

资源的稀缺性假设指出，资源是有限的，无法满足所有的需求。这要求管理者在资源分配和利用方面做出合理的决策，确保资源的有效利用和组织的可持续发展。

组织目标的多元性假设则强调了组织目标的多样性和复杂性。组织不仅追求经济效益，还关注社会责任、员工福利等多方面的目标。因此，管理者需要在多个目标之间寻求平衡，实现组织的综合效益最大化。

这些基本假设为管理学的理论构建和实践应用提供了基础，使管理者能够在复杂的现实环境中做出科学的决策和有效的管理。

（二）管理学的基本原理①

管理学的基本原理是指导管理实践的基本规律和准则，它们涵盖了管理的各个方面和环节。

第一，目标导向原理，强调管理活动应以实现组织目标为导向。管理者需要明确组织的目标，并围绕这一目标制定计划、组织资源、实施控制和协调各方面的工作。通过确保组织活动与目标的一致性，实现组织的高效运作和持续发展。

第二，分工协作原理，指出通过合理的分工和协作，可以提高工作效率和整体效益。管理者应根据组织的任务和目标，将工作分解为不同的岗位和职责，并协调各个部门和员工之间的合作关系，确保工作的顺利进行和目标的达成。

第三，权责对等原理，是指权利和责任应该相互对应。管理者在赋予员工权利的同时，也要明确其相应的责任和义务。这有助于激发员工的积极性和责任感，确保工作的质量和效率。

第四，激励与约束原理，强调管理者在管理中应同时注重激励和约束两个方面。通过合理的激励机制，激发员工的内在动力和创造力；同时，通过必要的约束措施，规范员工的行为和保障组织的稳定运行。

第五，系统优化原理，要求管理者将组织视为一个整体系统，通过优化系统的结构和功能，实现整体效益的最大化。这需要管理者对组织的各个方面进行综合考虑和协调，确保各个部门之间的协调和配合，实现组织

---

① 参见康庚、何廷尉《卫生管理学》，四川科学技术出版社 1986 年版，第 11—12 页。

的整体优化。

这些基本原理构成了管理学理论的核心内容，为管理者提供了科学的管理思路和方法。在实际应用中，管理者应根据组织的具体情况和环境变化，灵活运用这些原理，制定合适的管理策略和措施，实现组织的有效管理和可持续发展。

通过对管理学的基本假设与原理的深入理解和应用，管理者可以更好地把握管理活动的本质和规律，提高管理实践的科学性和有效性。

总之，管理学的基本假设与原理是构建管理理论体系的基础和指导管理实践的重要准则。它们为管理者提供了科学的思维框架和方法论指导，有助于实现组织的高效运作和可持续发展。在未来的管理实践中，管理者需要不断深化对这些假设与原理的理解和应用，以适应不断变化的管理环境和需求。

五、管理学的理论前沿与实践挑战

（一）管理学的理论前沿

管理学的理论前沿反映了当前学者们的研究热点和未来的发展趋势。近年来，随着大数据、人工智能等技术的快速发展，管理学领域涌现出了众多新兴的研究方向。

其中，数字化管理成为当前理论研究的重点之一。数字化技术的应用使得组织能够更加高效地收集、分析和利用数据，为决策提供更加科学的依据。同时，数字化管理也带来了组织结构的变革、员工角色的转变等一系列新问题。

此外，创新管理也是当前理论研究的热点之一。在知识经济时代，创新成为组织发展的核心竞争力。如何激发员工的创新潜能、构建创新型的组织文化、实现创新成果的转化等，都是创新管理需要探讨的问题。

除了上述两个方向，管理学还在可持续发展、跨文化管理、领导力发展等领域进行着深入的研究，这些研究方向不仅拓展了管理学的理论边界，也为管理实践提供了新的思路和方法。

（二）管理学的实践挑战

管理学的实践挑战主要来自日益复杂的组织环境和不断变化的市场需求。

首先，全球化带来的跨文化管理问题成为当前管理实践中的一大挑战。如何在不同文化背景下进行有效的沟通和协调，构建跨文化的管理团队和组织文化，是管理者需要面对的重要问题。

其次，员工队伍的多样性和个性化也给管理带来了新的挑战。员工不再满足于传统的命令和控制式的管理方式，他们更加注重个人的成长和发展。因此，如何激发员工的积极性、提高员工的满意度和忠诚度，成为管理者需要重点考虑的问题。

此外，技术的快速发展也给管理带来了新的挑战。一方面，技术的应用提高了组织的效率和竞争力；另一方面，技术也带来了组织结构的扁平化、员工角色的模糊化等问题，需要管理者进行适应和调整。

面对这些实践挑战，一方面，管理学需要深入研究新的管理理论和方法，为实践提供科学的指导；另一方面，管理学也需要根据实践中的新问题和新情况提炼出具有普遍意义的管理经验和规律。

第二节　医院管理学的内涵

一、医院管理学的核心概念与特征①

医院管理学作为管理学的一个分支，专注于研究医院组织的运营、管理和发展规律。它涵盖了医院管理的各个方面，包括医疗服务管理、人力资源管理、财务管理、信息管理以及战略管理等多个维度。在深入探讨医院管理学的内涵之前，首先需要明确其核心概念与特征。

（一）核心概念解析

医院管理学的核心概念是医院组织及其管理活动。医院作为一个特殊

---

① 参见张鹭鹭、李士雪《医院管理学概论》，中国协和医科大学出版社 2022 年版，第 8—9 页。

的社会组织，承担着提供医疗服务、保障人民健康的重要职责。因此，医院管理学的研究对象不仅包括医院内部的各项管理活动，还涉及医院与外部环境的互动关系。

在医院管理学中，医疗服务管理是核心之一。它关注如何提升医疗服务质量、保障患者安全，以及优化医疗服务流程。人力资源管理则侧重医院员工的招聘、培训、激励和绩效评估，以建设高效、专业的医疗团队。财务管理涉及医院资金的筹措、使用和监管，确保医院的经济运行稳定和健康。信息管理则关注医院信息的采集、处理、利用和保护，以支持医院决策和运营。战略管理则是医院管理学的顶层设计，旨在制定医院的发展目标、规划实施路径，并推动医院实现可持续发展。

（二）特征阐述

医院管理学的特征主要体现在以下几个方面：

首先，医院管理学具有高度的专业性。由于医疗服务涉及人的生命健康，医院管理学的研究必须建立在深厚的医学知识和实践经验基础上。同时，医院管理学还需要借鉴其他学科的理论和方法，如经济学、心理学、社会学等，以形成综合性的管理理论和实践体系。

其次，医院管理学具有复杂性和动态性。医院作为一个庞大的组织系统，其内部各个部门和环节之间相互关联、相互影响。同时，医院外部环境也在不断变化，如政策调整、市场需求变化等，这些都会对医院管理产生影响。因此，医院管理学需要不断适应这些变化，灵活调整管理策略和方法。

再次，医院管理学强调以人为本。医疗服务的核心是患者，医院管理学的研究和实践必须始终以患者为中心，关注患者的需求和体验。同时，医院员工也是医院管理的重要组成部分，医院管理学需要关注员工的成长和发展，激发员工的积极性和创造力。

最后，医院管理学注重创新与持续改进。随着医疗技术的不断进步和医疗模式的不断创新，医院管理学也需要不断更新管理理念和方法，以适应新的发展需求。同时，医院管理学还需要关注医院运营过程中的问题和不足，通过持续改进来提升医院的整体绩效和竞争力。

医院管理学的核心概念与特征体现了其作为一门学科的独特性和重要性。通过对这些核心概念与特征的深入理解和把握，医院管理者可以更好地开展医院管理实践活动，提升医院的管理水平和服务质量，为人民群众的健康事业做出更大的贡献。

二、医院管理学的知识体系与结构①

医院管理学作为一门综合性的学科，其知识体系与结构具有系统性和层次性。它涵盖医院运营管理的各个方面，包括理论基础、管理职能、实践方法等多个维度，共同构成了医院管理学的完整框架。

（一）医院管理学的理论基础

医院管理学的理论基础是构建其知识体系的基石。它包括管理学的基本原理、医院管理学的特有理论以及相关的医学、经济学、社会学等学科知识。这些理论为医院管理实践提供了指导和支持，帮助管理者理解和解决医院运营中的各种问题。

在理论基础方面，医院管理学关注医院组织的特点和运行规律，研究医院管理的特殊性。同时，它还借鉴其他学科的理论成果，如组织行为学、战略管理、人力资源管理等，不断丰富和完善自身的理论体系。

（二）医院管理学的管理职能

医院管理学的研究不仅关注理论层面，还注重实践应用。管理职能是医院管理学知识体系的重要组成部分，包括计划、组织、领导、控制等。

计划职能是医院管理的起点，它要求管理者根据医院的发展目标和外部环境，制订合理的发展计划和策略。组织职能则关注如何构建高效的组织结构，明确各部门和岗位的职责和权力，确保医院运营的有序进行。领导职能强调管理者的领导能力和影响力，通过有效的沟通和激励，激发员工的积极性和创造力。控制职能则是对医院运营过程进行监督和评估，确保计划的顺利实施和目标的达成。

---

① 参见张鹭鹭、李士雪《医院管理学概论》，中国协和医科大学出版社2022年版，第10—13页。

（三）医院管理学的实践方法

医院管理学的知识体系还包括了一系列实践方法，这些方法为管理者提供了具体的操作指南和工具。例如，医院可以通过引入质量管理体系来提升服务质量，通过绩效管理来评估员工的工作表现，通过项目管理来推动医院的重要任务等。

此外，随着信息技术的发展，医院管理学还涉及医院信息化建设和管理。信息化不仅可以提高医院的工作效率，还可以优化患者体验，提升医院的管理水平。因此，医院管理者需要掌握相关的信息技术和管理方法，推动医院的数字化转型。

（四）医院管理学的知识体系构建与更新

医院管理学的知识体系不是静止不变的，它随着医院管理实践的发展而不断更新和完善。新的管理理念、方法和技术不断涌现，为医院管理学注入了新的活力。

为了保持知识体系的时效性和前瞻性，医院管理学需要不断地进行知识更新和体系重构。这包括关注最新的研究成果、跟踪最新的管理实践、引入新的理论和方法等。同时，还需要加强学科间的交流和合作，促进医院管理学与其他学科的融合发展。

通过深入学习和掌握这些知识，医院管理者可以更好地理解和应对医院运营中的各种挑战和问题，推动医院的健康发展。

三、医院管理学与其他学科的交叉与融合①

（一）医院管理学与医学的交叉融合

医院管理学与医学的交叉融合是其学科特性的直接体现。医学作为医院运营的核心，为医院管理学提供了丰富的实践背景和研究对象。医院管理学通过借鉴医学的理论知识和实践经验，可以更加深入地理解医院的运营规律和服务需求，从而制定出更加符合实际的管理策略和方法。

同时，医院管理学也为医学的发展提供了重要的支持。通过优化医院

① 参见张鹭鹭、李士雪《医院管理学概论》，中国协和医科大学出版社 2022 年版，第 10—13 页。

的管理流程和服务模式，医院管理学可以提升医疗服务的质量和效率，为患者的治疗和康复创造更好的条件。此外，医院管理学还可以通过研究医院的资源配置和绩效评估等问题，为医学研究的深入开展提供有力的保障。

（二）医院管理学与管理学的交叉融合

医院管理学作为管理学的一个分支，与管理学有着密切的联系。管理学为医院管理学提供了基本的理论框架和方法论指导，而医院管理学则通过具体的实践应用，不断丰富和拓展管理学的理论体系。

在交叉融合的过程中，医院管理学借鉴了管理学中的诸多理论和方法，如战略管理、人力资源管理、质量管理等，并将其应用于医院的实际管理中。同时，医院管理学也结合自身的特点和需求，对这些理论和方法进行了创新和发展，形成了具有医院特色的管理理论和实践模式。

（三）医院管理学与经济学的交叉融合

医院管理学与经济学的交叉融合主要体现在医院的经济管理和资源配置方面。经济学为医院管理学提供了关于市场、成本、效益等方面的理论支持，帮助医院管理者更加理性地进行决策和管理。

医院管理学通过运用经济学的理论和方法，可以对医院的运营成本、收益情况进行分析和评估，制定出合理的预算和收费政策。同时，医院管理学还可以研究医院的市场竞争和患者需求等问题，为医院的战略规划和市场拓展提供有力的支持。

（四）医院管理学与社会学的交叉融合

医院管理学与社会学的交叉融合主要体现在医院的社会责任和文化建设方面。社会学关注社会结构、人际关系和文化价值等问题，为医院管理学提供了关于医院与社会互动、患者体验和文化建设的理论视角。

通过借鉴社会学的理论和方法，医院管理学可以更加深入地理解医院与患者、员工、社区等各方之间的关系和互动模式，制定出符合社会期望和患者需求的管理策略。同时，医院管理学还可以研究医院的文化建设和价值观传承等问题，推动医院形成积极向上的组织氛围和文化特色。

医院管理学与其他学科的交叉与融合是其内涵的重要组成部分。这种交叉与融合不仅有助于丰富医院管理学的理论体系和实践方法，也为其在应对复杂多变的医疗环境和社会需求中提供了更加全面和深入的视角和工具。通过不断加强与其他学科的交流与合作，医院管理学将不断推动医院管理和医疗服务的发展和创新。

四、医院管理学的实践意义与价值

医院管理学作为研究医院组织管理活动及其规律的学科，不仅在理论层面具有深厚的内涵，更在实践层面展现出广泛的应用价值。

（一）提升医院运营效率与质量

医院管理学的实践应用，首要在于提升医院的运营效率和医疗服务质量。通过科学的管理方法和技术手段，医院可以优化管理流程、降低成本、提高资源利用效率，从而实现经济效益和社会效益的双提升。同时，医院管理学还关注医疗服务的质量管理，通过制定严格的质量标准和监管机制，确保医疗服务的安全性和有效性，提升患者的满意度和信任度。

（二）强化医院竞争力与可持续发展

在日益激烈的市场竞争中，医院管理学为医院提供了强化竞争力和实现可持续发展的有力支持。通过战略规划和市场分析，医院可以明确自身的定位和发展方向，制定合理的发展战略和目标。同时，医院管理学还关注医院的品牌建设和文化建设，通过塑造独特的医院形象和文化氛围，提升医院的知名度和美誉度，增强医院的凝聚力和向心力。

（三）促进医院内部管理与外部环境的和谐共生

医院管理学不仅关注医院内部的管理活动，还注重医院与外部环境的互动和协调。通过加强与政府、社区、患者等各方的沟通和合作，医院可以更好地融入社会、服务社会，实现医院与社会的和谐共生。同时，医院管理学还关注医院的社会责任和公益性质，通过积极参与社会公益事业和履行社会责任，提升医院的社会形象和影响力。

（四）推动医院管理创新与改革

医院管理学是一个不断创新和发展的学科。随着医疗技术的不断进步和医疗模式的不断创新，医院管理学也在不断探索新的管理理念和方法。通过引入现代管理理论和技术手段，医院可以推动管理创新和改革，打破传统的管理束缚和瓶颈，提升医院的管理水平和竞争力。同时，医院管理学还鼓励医院开展管理研究和实践探索，总结和推广成功的管理经验和做法，为医院的长期发展提供有力的支撑。

（五）培养专业化、高素质的医院管理人才队伍

医院管理学的实践应用离不开专业化、高素质的医院管理人才队伍的支持。医院管理学注重培养具备现代管理理念，掌握管理技能和方法的管理人才，为医院的管理和发展提供有力的人才保障。通过系统的学习和实践锻炼，医院管理人才可以不断提升自身的专业素养和管理能力，为医院的现代化建设贡献智慧和力量。

医院管理学的实践意义与价值体现在提升医院运营效率与质量、强化医院竞争力与可持续发展、促进医院内部管理与外部环境的和谐共生、推动医院管理创新与改革以及培养专业化、高素质的医院管理人才队伍等多个方面。这些实践意义与价值不仅为医院管理学的发展提供了广阔的空间和舞台，也为医院的现代化建设和可持续发展提供了有力的支撑和保障。

第三节　医院管理学的方法论与基本原则

一、医院管理学的方法论体系①

医院管理学的方法论体系是其研究与实践的基础，它涵盖了多种学科的方法和理论，用以指导医院管理的实践活动。这一体系不仅涉及管理学的经典方法，还结合了医院运营的特殊性，形成了独具特色的方法论框架。

（一）系统分析方法

系统分析方法是医院管理学方法论体系的核心之一。它将医院视为一

① 参见郭子恒《医院管理学》（第3版），人民卫生出版社1983年版，第8—12页。

个复杂的系统，通过分析系统内部各要素之间的相互作用和关系，揭示医院运营的整体规律和特点。系统分析方法强调从整体和全局的视角出发，综合考虑医院管理的各个方面，以实现医院整体效能的最优化。

（二）实证研究方法

实证研究方法在医院管理学中占据重要地位。它基于观察、实验和数据分析等手段，对医院管理的实际问题进行深入研究。通过收集和分析大量数据，实证研究方法能够揭示医院管理的内在规律和影响因素，为管理决策提供科学依据。同时，实证研究方法还能够评估管理策略的有效性，为管理实践提供反馈和改进方向。

（三）案例研究方法

案例研究方法是医院管理学中常用的定性研究方法。它通过深入分析具体医院的管理实践案例，提炼出管理经验和教训，为其他医院提供借鉴和参考。案例研究方法注重个别性和特殊性，能够深入剖析医院管理的细节和过程，揭示其中的成功因素和失败原因。通过案例研究，医院管理者可以从中学习到实用的管理技巧和方法，提升自身的管理能力。

（四）比较研究方法

比较研究方法在医院管理学中用于对不同医院或不同管理模式进行比较分析。通过对不同医院的管理实践进行比较，可以发现其中的差异和共同点，进而揭示出管理成功的关键因素和潜在问题。比较研究方法有助于医院管理者开阔视野，借鉴其他医院的优秀经验，改进自身的管理方法和策略。

（五）跨学科方法

跨学科方法是医院管理学方法论体系中的重要组成部分。医院管理涉及医学、经济学、社会学等多个学科领域，因此，跨学科方法的应用对于全面理解医院管理问题至关重要。通过借鉴其他学科的理论和方法，医院管理学可以拓宽研究视野，深化对医院管理问题的认识。跨学科方法的应用还能够促进不同学科之间的交流和合作，推动医院管理学的创新和发展。

医院管理学的方法论体系是一个多元化、综合性的框架，它涵盖了系统分析、实证研究、案例研究、比较研究和跨学科研究等多种方法。这些方法相互补充、相互支持，共同构成了医院管理学研究与实践的基础。通过运用这些方法，医院管理者可以更加全面、深入地了解医院管理的内在规律和特点，制定出更加科学、有效的管理策略和方法，推动医院的持续发展和改进。

二、系统思维在医院管理中的应用

系统思维作为一种综合性的思考方式，强调从整体和全局的角度去理解和处理问题。在医院管理学中，系统思维的应用尤为关键，它不仅能够帮助管理者把握医院运营的全貌，还能够揭示医院各个部分之间的内在联系，为优化管理提供有力支持。

（一）系统思维在医院管理中的运用原理

系统思维在医院管理中的运用，基于将医院视为一个由多个相互关联、相互作用的子系统构成的复杂系统。这些子系统包括医疗、护理、行政、后勤等各个方面，它们共同构成了医院的整体运营体系。系统思维要求管理者从全局出发，综合考虑各个子系统的运行状况，以及它们之间的相互影响和制约关系。

（二）系统思维在优化医院流程中的应用

医院流程的优化是提升医院运营效率和质量的关键。系统思维的应用可以帮助管理者识别出流程中的瓶颈和浪费，提出针对性的改进方案。例如，通过分析患者就诊流程中的各个环节，发现其中可能存在的等待时间过长、信息传递不畅等问题，进而优化流程设计，减少患者的等待时间，提高就诊效率。

（三）系统思维在协调医院资源分配中的应用

医院资源的合理分配是确保医院高效运行的重要保障。系统思维可以帮助管理者全面考虑医院资源的供需状况，以及不同部门之间的资源需求差异。通过系统分析，管理者可以制定出更加科学合理的资源分配方案，确保资源的有效利用，避免资源的浪费和短缺。

（四）系统思维在提升医院服务质量中的应用

提升医院服务质量是医院管理的核心目标之一。系统思维的应用可以帮助管理者从患者需求出发，全面考虑医疗服务过程中的各个环节和因素。通过优化服务流程、提升员工素质、改善服务环境等措施，提高患者的满意度和信任度，进而提升医院的整体服务质量。

（五）系统思维在促进医院可持续发展中的应用

医院的可持续发展需要管理者具备长远的战略眼光和系统思考能力。通过运用系统思维，医院管理者可以更加全面、深入地了解医院运营的全貌和内在规律，制定出更加科学、有效的管理策略和方法。同时，系统思维还能够促进医院内部各个部门之间的协同合作，形成整体合力，共同推动医院的持续发展和改进。因此，培养和运用系统思维对于提升医院管理水平、推动医院健康发展具有重要意义。

三、决策理论与方法在医院管理中的作用

决策是医院管理活动中的重要环节，它涉及医院战略制定、资源分配、流程优化等多个方面。决策理论与方法作为医院管理学的重要组成部分，为医院管理者提供了科学的决策框架和工具，有助于提升决策的质量和效率。

（一）决策理论在医院管理中的应用框架

决策理论为医院管理提供了一套系统的决策框架，包括问题识别、信息收集、方案制定、评估选择、实施监控等多个环节。这一框架有助于管理者明确决策的目标和约束条件，科学分析问题的性质和影响因素，制定出切实可行的决策方案。同时，决策理论还强调决策过程中的系统思考和定量分析，使得决策结果更加客观、准确。

（二）决策分析方法在医院管理中的应用

决策分析方法包括风险分析、成本效益分析等，这些方法在医院管理中具有广泛的应用。例如，在医疗设备采购决策中，管理者可以通过风险分析来评估不同设备的风险水平，选择风险较低的方案；通过成本效益分析来比较不同设备的投资回报，选择经济效益最优的方案。这些分析方法的应用有助于管理者在决策过程中更加全面、深入地考虑问题，减少决策的风险和不确定性。

（三）决策优化技术在医院管理中的应用

随着计算机技术的不断发展，决策优化技术在医院管理中得到了越来越广泛的应用。例如，线性规划、整数规划等优化算法可以用于医院资源分配问题的求解，帮助管理者在有限的资源条件下实现最优化的资源配置；模拟仿真技术可以用于医院流程优化问题的研究，通过模拟不同流程方案的效果，选择最优的流程设计。这些优化技术的应用有助于提升医院管理的科学性和精细化水平。

（四）群体决策在医院管理中的应用与价值

群体决策是指由多人共同参与的决策过程，它有助于集合多方面的意见和智慧，提高决策的质量和可接受性。在医院管理中，群体决策常用于重大战略决策、政策制定等方面。通过组建跨学科、跨部门的决策团队，可以充分利用不同领域的知识和经验，形成更加全面、科学的决策方案。同时，群体决策还有助于增强决策的合法性和权威性，提高医院内部的凝聚力和向心力。

（五）决策支持系统在医院管理中的应用前景

决策支持系统是一种集成了多种决策理论、方法和技术的软件系统，它能够为医院管理者提供辅助决策的功能。随着人工智能和大数据技术的发展，决策支持系统在医院管理中的应用前景日益广阔。通过构建基于大数据的决策支持系统，医院管理者可以实时获取和分析医院运营数据，为决策提供及时、准确的信息支持；通过引入人工智能算法，可以实现自动化、智能化的决策分析和预测，提高决策的效率和准确性。

决策理论与方法在医院管理中发挥着重要作用。它们为医院管理者提供了科学的决策框架和工具，有助于提升决策的质量和效率。随着决策理论与方法的不断发展和完善，以及计算机技术的不断进步，决策理论与方法在医院管理中的应用将更加广泛和深入。因此，医院管理者应重视决策理论与方法的学习和应用，不断提升自身的决策能力和水平，以应对日益复杂的医院管理挑战。

四、医院管理的基本原则与道德规范

医院管理作为一门综合性学科，不仅要求管理者掌握科学的管理方法，还需要遵循一系列基本原则和道德规范。这些原则和规范是医院管理活动的基石，对维护医院正常运营、提升医疗服务质量、保障患者权益有重要意义。

（一）医院管理的基本原则

医院管理的基本原则是指导医院管理实践的基本准则。这些原则包括：

第一，患者至上原则。医院管理应始终以患者为中心，将患者的需求和利益放在首位。这要求医院管理者在决策和行动中，始终关注患者的健康和安全，努力提升患者满意度。

第二，效率与公平原则。医院管理应在追求效率的同时，注重公平和公正。管理者应合理配置医疗资源，确保患者能够享受到高质量的医疗服务，避免资源浪费和分配不均。

第三，持续改进原则。医院管理应坚持持续改进的理念，不断完善管理流程和制度。通过收集和分析数据，识别管理中的问题和不足，制定改进措施，推动医院管理水平的提升。

第四，团队合作原则。医院管理应注重团队合作和协调。各部门之间应建立良好的沟通机制，共同协作，形成合力，推动医院的发展。

（二）医院管理的道德规范

医院管理的道德规范是医院管理者在职业活动中应遵循的道德标准和行为准则。这些道德规范包括：

第一，诚实守信。医院管理者应诚实守信，遵守职业道德规范。其在管理和决策过程中，应如实反映情况，不隐瞒、不歪曲事实，确保信息的真实性和准确性。

第二，尊重生命。医院管理者应尊重患者的生命权和尊严，遵循医学伦理原则。其在医疗活动中，应尽力保护患者的生命安全和身体健康，避免对患者造成不必要的伤害。

第三，保护隐私。医院管理者应尊重患者的隐私权，保护患者的个人信息不被泄露或滥用。其在管理和服务过程中，应采取有效措施，确保患者信息的安全性和保密性。

第四，公正廉洁。医院管理者应秉持公正廉洁的职业操守，在管理和决策中不受个人私利和外界干扰，应自觉遵守法律法规和医院规章制度，拒绝任何形式的腐败和不良行为。

（三）原则与规范在医院管理实践中的应用

在实际管理中，管理者应将这些原则和规范内化于心、外化于行，将其作为指导自己行为的准则。

通过制定和完善医院管理制度和流程，可以确保原则和规范在具体工作中的落实。同时，加强医院文化建设，培育员工的职业素养和道德观念，也是实现原则和规范的重要途径。此外，建立健全监督机制，对医院管理活动进行监督和评估，可以及时发现和纠正管理中的问题和不足，保障原则和规范的有效执行。

医院管理的基本原则与道德规范是医院管理活动的基石和灵魂。它们为医院管理者提供了明确的价值导向和行为准则，有助于提升医院管理水平和服务质量，保障患者的权益和福祉。因此，医院管理者应深入理解和践行这些原则和规范，将其贯穿于医院管理的全过程。

第四节　医院管理的职能

一、医院管理的计划职能①

医院管理的计划职能是医院管理活动的重要组成部分，它涉及医院未来发展的预测、目标设定、策略规划以及具体行动方案的制定。计划职能的有效实施，有助于医院明确发展方向、优化资源配置、提升运营效率，

① 参见王英卜《医院管理学》，安徽科学技术出版社 1991 年版，第 64 页。

进而实现医院的长期稳定发展。

（一）医院未来发展的预测与目标设定

医院管理的计划职能起始于对医院未来发展的科学预测。预测过程中，需要综合考虑国家医疗卫生政策、社会经济环境、人口结构变化、疾病谱演变等多方面因素，分析这些因素对医院运营可能产生的影响。在此基础上，结合医院的实际情况和战略目标，设定明确、具体的发展目标。这些目标应具有可衡量性、可达成性和时限性，以便为医院的发展提供清晰的指引。

（二）策略规划与资源配置

目标设定完成后，医院需要制定实现这些目标的策略规划。策略规划包括确定医院的核心竞争力、服务特色、市场拓展方向等，以及制定相应的业务计划、人力资源计划、财务计划等。同时，根据策略规划的需要，对医院资源进行合理配置。这包括医疗设备、资金、人力资源、技术等方面的投入，确保资源能够得到有效利用，支持医院目标的实现。

（三）行动方案的制定与实施

策略规划确定后，需要将其转化为具体的行动方案。行动方案的制定应考虑到医院内部的组织结构、管理流程、人员能力等因素，确保方案的可操作性和可执行性。同时，方案实施过程中需要建立有效的监控机制，对实施进度和效果进行实时跟踪和评估。通过定期检查和调整行动方案，确保医院能够按照既定目标有序发展。

（四）计划职能的持续优化与改进

医院管理的计划职能并非一成不变，而是需要随着医院内外部环境的变化进行持续优化和改进。这要求医院管理者具备敏锐的市场洞察力和前瞻性思维，能够及时发现和应对各种挑战和机遇。同时，通过引入先进的管理理念和方法，不断完善计划职能的体系和流程，提升计划制定的科学性和有效性。

（五）计划职能在医院管理中的重要作用

计划职能在医院管理中发挥着举足轻重的作用。它不仅为医院的发展提供了明确的方向和目标，还为医院的日常运营提供了有力的指导。

因此，医院管理者应高度重视计划职能的建设和完善，不断提升计划制定的科学性和有效性，为医院的发展提供有力保障。

二、医院管理的组织职能

组织职能作为医院管理的核心要素之一，其目的在于构建高效、有序的管理架构，确保医院各项工作的顺利进行。通过科学组织，医院能够合理配置资源、明确职责权限、提升工作效率、实现医院整体目标。

（一）组织结构的设计与优化

医院管理的组织职能首先体现在组织结构的设计与优化上。这需要根据医院的规模、任务、资源等实际情况，合理设置部门、岗位，明确各级职责和权限。同时，随着医院外部环境的变化和内部需要的发展，组织结构也需进行适时调整和优化，以适应新的管理要求。

（二）管理流程的规范与协调

除了组织结构的设定，医院管理还需要关注管理流程的规范与协调。这包括制定和完善各项管理制度、工作标准、操作规程等，以确保医院各项工作按照既定程序和规范进行。同时，加强部门间的沟通与协作，消除管理障碍，促进信息的有效传递和资源的共享。

（三）人员配备与团队建设

组织职能的另一重要方面是人员配备与团队建设。医院应根据工作需要选拔合适的人才，合理安排人员岗位，确保人员与任务的匹配。同时，注重团队建设，通过培训、激励、考核等手段，提升员工的专业素养和团队精神，打造高效、和谐的工作团队。

（四）组织效能的评估与提升

为了不断提升组织效能，医院管理还需要对组织职能进行定期评估。这包括对组织结构、管理流程、人员配备等方面的检查和分析，发现问题和不足，提出改进措施。通过持续改进和优化，医院能够不断提升组织效能，为医院的发展提供有力保障。

（五）组织职能在医院管理中的重要作用

医院管理的组织职能是医院管理中的重要组成部分。它涉及医院组织结构的设计与优化、管理流程的规范与协调、人员配备与团队建设以及组织效能的评估与提升等多个方面。通过科学组织和有效管理，医院能够形成高效、有序的管理体系，为医院的稳定发展和持续改进提供有力支撑。因此，医院管理者应高度重视组织职能的建设和完善，不断提升医院管理的科学性和有效性。

三、医院管理的控制职能

医院管理的控制职能是确保医院运营目标得以实现的关键环节。它涉及对医院各项工作的监督、检查、评估和调整，以确保医院运行的高效性、规范性和安全性。

（一）控制职能的核心要素

医院管理的控制职能主要包括三个核心要素：标准制定、监督执行和偏差纠正。标准制定是控制职能的基础，它涉及为医院各项工作设定明确的目标、指标和操作规程。监督执行则是通过对医院日常运营的实时跟踪和检查，确保各项工作按照既定标准进行。偏差纠正则是在发现偏离标准的情况时，及时采取措施进行调整和改进，以恢复医院运营的正常状态。

（二）控制机制的构建与实施

为了有效发挥控制职能，医院需要构建完善的控制机制。这包括建立健全的内部控制体系，明确各部门、各岗位的职责和权限，确保各项控制措施得以有效执行。同时，医院还需要制定科学的评估标准和方法，对医院运营绩效进行定期评估，以便及时发现问题并采取改进措施。在实施控制机制的过程中，医院应注重信息的收集和反馈，确保控制信息的准确性和及时性。

（三）风险管理与预防控制

控制职能还体现在医院的风险管理与预防控制方面。医院作为医疗服务机构，面临着诸多内外部风险，如医疗安全风险、财务风险、法律风险等。因此，医院管理者需要具备较强的风险意识，通过制定风险管理策略和应急预案，有效预防和应对各种潜在风险。同时，医院还应加强对医疗质量、患者满意度等关键指标的监控和评估，及时发现并解决潜在问题，提升医院的整体运营水平。

（四）持续改进与动态调整

控制职能的发挥是一个持续改进和动态调整的过程。随着医院内外部环境的变化和运营目标的调整，控制机制也需要不断进行优化和完善。医院管理者应定期审视控制机制的有效性，根据实际情况进行调整和改进。同时，医院还应加强对员工控制意识的培养和提升，形成全员参与、共同维护医院运营秩序的良好氛围。

（五）控制职能在医院管理中的重要作用

控制职能在医院管理中扮演着举足轻重的角色。它不仅能够确保医院运营目标的实现，还能够提升医院的管理效率和运营质量。通过有效的控制机制，医院能够及时发现并解决运营过程中的问题，降低运营风险，提升患者满意度和医院的社会形象。同时，控制职能还能够促进医院内部的沟通与协作，形成积极向上的工作氛围，推动医院的持续发展和创新。

第二章　医院组织管理

医院组织管理是医院管理的重要组成部分，它涉及医院规模的设置、组织工作的基本职能、组织的主要类型以及组织文化与价值观建设等多个方面。

第一节　医院规模的设置

医院规模的大小直接影响到医院的运营效率、服务质量以及社会经济效益，因此，合理设置医院规模至关重要。笔者将从医院规模、人员配置、科室设置等方面进行分析，为医院管理者提供决策依据。

一、医院规模设置的依据与原则①

医院规模的设置是医院组织管理的基础，它直接关系到医院的运营效率、服务质量以及社会经济效益。为确保医院规模的合理性与科学性，必须依据一系列客观条件和原则进行规划。

（一）医疗需求与市场分析

医院规模的设置首要考虑的是所在地区的医疗需求。这包括人口结构、疾病谱变化、患者就医习惯等因素的分析。同时，对医疗市场的竞争格局、服务半径内的医疗机构分布以及潜在患者的需求进行深入研究，有助于确定医院的合理床位规模和服务范围。

① 参见黄明安、申俊龙《医院管理学》，中国中医药出版社 2015 年版，第 37—40 页。

（二）医疗资源与供给能力

医院规模的设置还需考虑医疗资源的供给能力。这包括医护人员的数量与素质、医疗设备的配置水平、医疗技术的掌握程度等。医院应根据自身资源条件，合理规划床位规模，确保医疗服务的可及性和优质性。

（三）经济效益与社会效益的平衡

医院作为公益性事业单位，在追求经济效益的同时，更应注重社会效益。在规模设置中，应充分考虑医院的运营成本、收入结构以及社会效益的评估。通过合理的规模设置，实现医院经济效益与社会效益的双赢。

（四）可持续发展与战略规划

医院规模的设置还需着眼于医院的可持续发展与战略规划。随着医疗技术的不断进步和医疗需求的不断变化，医院应适时调整规模，以适应未来发展的需要。同时，医院应制定长远发展规划，明确医院的发展定位、目标和服务特色，为医院的未来发展奠定基础。

（五）政策环境与法律法规的遵循

医院规模的设置还需遵循国家及地方的政策环境与法律法规。这包括国家对医院床位规模的限制、对医疗资源配置的规定以及对医疗服务质量的监管等。医院在规模设置中应严格遵守相关政策法规，确保医院的合规运营。

医院规模的设置是一个复杂而系统的过程，需要综合考虑医疗需求、医疗资源、经济效益、社会效益、可持续发展以及政策环境等多个方面。通过科学规划、合理布局，医院可以构建出既符合自身条件又适应市场需求的规模体系。

二、医院规模与医疗资源配置的关系

医院规模的设置不仅关乎医院自身的发展，更与医疗资源的配置密切相关。医疗资源配置的合理性、有效性直接决定了医疗服务的质量和效率，而医院规模作为医疗资源配置的重要组成部分，其设置必须遵循科学的原则和方法。

（一）医院规模对医疗资源配置的影响

医院规模的大小直接影响了医疗资源的配置。一方面，医院规模的扩大意味着需要更多的医护人员、医疗设备和床位等资源的投入，这对医疗资源的供给提出了更高的要求。另一方面，医院规模的大小也会导致医疗资源配置的差异，例如，大型医院往往拥有更先进的医疗设备和更专业的医护人员，而小型医院则可能面临资源不足的问题。

（二）医疗资源配置对医院规模的反作用

医疗资源的配置也会对医院规模的设置产生影响。医疗资源的充足与否、分布是否均衡等因素都会影响到医院规模的设置。在医疗资源丰富的地区，医院可以适度扩大规模，以满足更多的医疗需求；而在医疗资源匮乏的地区，则需要谨慎设置医院规模，避免资源的浪费和重复建设。

（三）优化医院规模与医疗资源配置的策略

为了实现医院规模与医疗资源配置的优化，需要采取一系列策略。首先，应加强医疗资源的统筹规划，确保资源的合理分配和有效利用。其次，应建立完善的医疗资源调配机制，实现资源的共享和互补。此外，还应加强医院内部管理，提升资源利用效率，避免资源的浪费和闲置。

（四）案例分析：不同规模的医院与资源配置的实际情况

通过对不同规模的医院分析，可以进一步深入了解医院规模与医疗资源配置的关系。大型医院通常拥有更丰富的医疗资源和更完善的服务体系，但也可能面临管理难度大、成本高等问题；而小型医院虽然资源有限，但可以通过特色服务和精细化管理等方式提升竞争力。这些案例的分析可以为医院规模的设置提供有益的参考。

（五）未来趋势与展望：医疗资源配置与医院规模协同发展

随着医疗技术的不断进步和医疗需求的不断变化，医疗资源配置与医院规模之间的关系也将呈现新的发展趋势。未来，医疗资源的配置将更加注重效率和质量，医院规模的设置也将更加灵活和多样化。同时，随着信息化、智能化等技术的应用，医疗资源配置和医院规模管理也将更加精准和高效。

医院规模与医疗资源配置之间存在着密切的关系。优化医院规模与医疗资源配置是实现医疗服务质量和效率提升的关键途径。通过加强医疗资源的统筹规划、建立完善的调配机制、加强医院内部管理以及探索新的发展趋势等方式，可以推动医院规模与医疗资源配置的协同发展，为人民群众提供更加优质、高效的医疗服务。

三、医院规模与服务质量的关系

医院规模与服务质量之间存在紧密的关联，规模的设置不仅影响医院的运营效率，更直接关系到患者所获得的服务体验与质量。

（一）医院规模对服务质量的影响机制

医院规模的扩大往往意味着更多的床位、更完善的设施以及更专业的医疗团队，这为提升服务质量提供了物质基础。大规模医院通常能够承担更多的医疗任务，满足更多患者的就医需求，同时，其丰富的医疗资源也有助于提升疾病的诊疗水平。然而，医院规模过大也可能导致管理难度增加，服务流程复杂化，反而影响服务效率和质量。

（二）服务质量对医院规模的反向影响

服务质量的优劣直接影响患者对医院的满意度和信任度，进而对医院的声誉和吸引力产生影响。高质量的服务能够吸引更多的患者前来就医，推动医院规模的扩大；服务质量不佳则可能导致患者流失，限制医院规模的进一步发展。因此，提升服务质量是医院规模扩张的基础和保障。

（三）优化医院规模以提升服务质量的策略

为了实现医院规模与服务质量的协同发展，需要采取一系列策略。医院规模与服务质量之间存在相互影响、相互促进的关系。优化医院规模、提升服务质量是实现医院可持续发展的关键所在。一方面，医院应根据自身的资源条件和服务能力，合理确定床位规模和服务范围，避免盲目扩张或资源不足；另一方面，医院应加强内部管理，优化服务流程，提升医护人员的专业素养和服务意识，确保患者能够获得及时、有效、满意的医疗服务。

四、医院规模优化的策略与方法

医院规模的优化涉及医疗资源分配、服务效率、患者满意度等多个方面。

（一）医院规模优化的必要性分析

随着医疗需求的日益增长和医疗资源的有限性，医院规模的优化变得尤为关键。一方面，过大的医院规模可能导致资源浪费、管理难度增加，甚至引发医疗质量下降；另一方面，过小的医院规模则可能无法满足患者的就医需求，限制医院的发展空间。因此，根据医院自身条件和市场环境，合理调整医院规模，实现资源的优化配置和高效利用，是提升医院竞争力的必然要求。

（二）医院规模优化的策略探讨

在优化医院规模的过程中，需要综合考虑多种因素，制定科学的策略。一是要根据医院所在地的医疗资源分布和人口结构，确定合理的床位规模和科室设置；二是要注重医疗资源的均衡配置，避免资源的过度集中或短缺；三是要加强医院内部管理，提升运营效率和服务质量；四是要积极推进医院信息化建设，提高医疗服务的智能化水平。

（三）医院规模优化的具体方法

医院规模优化的具体方法多种多样，包括但不限于以下几种：一是通过精细化管理，优化医疗服务流程，减少不必要的资源消耗；二是加强医疗团队建设，提升医护人员的专业素养和服务意识；三是推进医疗技术创新，提高医疗服务的效率和质量；四是加强与基层医疗机构的合作，构建分级诊疗体系，实现医疗资源的共享和互补。

（四）医院规模优化面临的挑战与对策

虽然医院规模优化具有重要意义，但在实际操作过程中面临着诸多困难，如政策环境的制约、医疗资源的分配不均、医院内部管理的复杂性等。为了克服这些困难，需要采取以下措施：首先，要加强政策引导和扶持，为医院规模优化提供良好的外部环境。其次，要加强医院内部管理创新，提升管理效率和服务质量。最后，要加强与其他医疗机构的合作与交流，共同推动医疗服务的优化和发展。

第二节　组织工作的基本职能

组织职能是医院管理的基础，它涉及组织结构的设计、管理流程的规范、人员配备与团队建设等方面。

一、组织设计的原则与步骤

组织设计是组织工作的核心环节，它关乎组织结构的合理性、工作效率的高低以及内部关系的和谐。在组织设计中，需遵循一系列原则，并按照既定的步骤进行，以确保组织目标的实现。

（一）组织设计的原则

组织设计的原则为组织结构的构建提供了基本指导。其中包括目标导向原则，即组织设计应紧密围绕组织目标展开，确保各部门和岗位的设置能够服务于目标的实现。分工协作原则，通过合理的分工与协作，实现资源的优化配置和高效利用。权责对等原则，确保每个岗位和部门都拥有与其职责相匹配的权力，以便于工作的开展。动态适应原则，要求组织设计能够适应外部环境的变化和组织内部的发展需求，保持组织的灵活性和适应性。

（二）组织设计的步骤

组织设计的步骤是一个系统性的过程，它包括了多个环节。首先，需要对组织的内外部环境进行深入分析，明确组织的目标和战略，为组织设计提供基本依据。其次，根据组织目标和战略，确定组织的职能和部门设置，明确各部门之间的关系和职责划分。再次，进行岗位设计，根据工作任务和职责要求，设置合适的岗位，并明确各岗位的职责、权力和工作要求。此外，还需要设计组织的层级结构和管理幅度，确保组织结构的合理性和高效性。最后，对组织设计进行评估和调整，根据实际效果和反馈意见，不断优化组织结构，提升组织效能。

在组织设计的过程中，还需要注意一些关键问题。例如，如何平衡组织的稳定性和灵活性，以适应不断变化的市场环境；如何确保组织的扁平化，减少管理层级，提高决策效率；如何加强部门之间的沟通与协作，打破信息壁垒，实现资源共享等。这些问题都需要在组织设计中予以充分考虑，以确保组织设计的科学性和有效性。

同时，组织设计并非一蹴而就的，而是一个持续优化的过程。随着组织内外环境的变化和组织发展的需求，组织设计需要不断进行调整和完善。因此，组织管理者需要保持敏锐的洞察力和前瞻性思维，及时发现并解决组织设计中存在的问题和不足，推动组织结构的不断优化和升级。

组织设计的原则与步骤是组织工作基本职能的重要组成部分。通过遵循科学的组织设计原则并按照规范的步骤进行操作，可以构建出合理、高效、灵活的组织结构，为组织的稳健发展和目标实现提供有力保障。

二、组织结构的类型与特点

组织结构的类型与特点直接反映了组织的运行模式和效率。在不同的组织环境中，为适应不同的战略目标和任务需求，组织结构呈现出多样化的形态。

（一）直线型组织结构

直线型组织结构是一种最为简单和直接的组织形式。其特点是权力集中于组织高层、决策迅速、命令统一。各部门和成员按照直线关系进行层级管理，职责明确，有利于保持组织的稳定性和一致性。然而，这种结构可能导致高层管理者负担过重，决策过程缺乏灵活性，且不利于成员间的沟通与协作。

（二）职能型组织结构

职能型组织结构以职能分工为基础，将相同或相似的任务归类，形成专业化的职能部门。这种结构有助于发挥专业优势，提高工作效率。然而，它也可能导致部门间协调困难，出现职能重叠或遗漏，以及权力冲突等问题。

（三）事业部型组织结构

事业部型组织结构以产品或项目为中心，将相关资源和人员组合成相对独立的事业部。这种结构能够增强组织的灵活性和适应性，促进不同事业部之间的竞争与合作。但事业部之间的协调与整合可能成为挑战，且可能导致资源重复配置。

（四）矩阵型组织结构

矩阵型组织结构结合了直线型与职能型的特点，通过设立跨部门的项目组或任务组，实现资源的共享和高效利用。这种结构有助于加强部门间的沟通与协作，提高组织的创新能力。然而，其复杂的权力关系和双重领导可能导致决策效率降低，成员间的权责关系模糊。

（五）网络型组织结构

网络型组织结构是一种更为灵活和开放的组织形式，通过与其他组织建立合作关系，实现资源共享和优势互补。这种结构能够适应快速变化的市场环境，降低组织成本。但其稳定性和可控性相对较弱，需要组织具备较高的协调能力和风险管理能力。

不同的组织结构类型各有优缺点，适用于不同的组织环境和战略需求。在选择组织结构时，需要综合考虑组织的规模、任务特点、成员素质以及外部环境等因素。同时，随着组织的发展和战略调整，组织结构也需要进行相应的优化和调整，以保持组织的竞争力和适应性。

在实际操作中，组织结构的选择并非孤立进行，而是需要与组织文化、人力资源管理、决策机制等要素相互匹配和协调。只有实现组织结构的合理性与其他组织要素的和谐统一，才能确保组织目标的顺利实现和组织的持续发展。

此外，值得注意的是，组织结构的类型和特点并非一成不变。随着技术的不断进步和市场的不断变化，新型的组织结构形式不断涌现。因此，组织管理者需要保持敏锐的洞察力和前瞻性思维，不断探索和创新组织结构形式，以适应不断变化的组织环境和市场需求。

组织结构的类型与特点对组织的运行模式和效率具有重要影响。在选择和调整组织结构时，需要综合考虑多种因素，并与其他组织要素相互匹配和协调。通过不断优化和创新组织结构形式，可以推动组织的稳健发展和目标实现。

三、组织变革的动因与管理

组织变革是组织适应外部环境变化、优化内部资源配置、实现持续发展的重要手段。在快速变化的市场环境中，组织必须不断调整和优化自身结构。

（一）组织变革的动因分析

组织变革的动因多种多样，既包括外部环境的变化，如技术进步、市场竞争态势的演变、政策法规的调整等，也包括内部因素的驱动，如组织规模的扩张、战略的调整、资源的重新配置等。这些动因相互作用，共同推动组织进行必要的变革。

外部环境的变化要求组织不断适应新的市场需求和竞争态势，调整自身的业务模式和组织结构。技术进步为组织变革提供了可能性和动力，促使组织采用新的技术和管理手段，提高工作效率和竞争力。政策法规的调整则对组织的运营和管理提出了新的要求，需要组织进行相应的变革以符合法规要求。

内部因素的驱动是组织变革的内在动力。组织规模的扩张和战略的调整需要组织优化资源配置，提高管理效率，以适应新的发展需求。资源的重新配置则涉及组织内部各个部门之间的协调与配合，需要打破原有的利益格局，建立新的合作关系。

（二）组织变革的管理策略

组织变革管理策略包括明确变革目标、制定变革计划、建立变革团队、加强沟通与协调、实施变革措施等。

明确变革目标是组织变革的首要任务。变革目标应该与组织的发展战略相一致，具有可衡量性和可实现性。

制定变革计划是实现变革目标的关键步骤，计划应该包括变革的具体内容、时间节点、责任人等要素，确保变革的有序进行。

建立变革团队是组织变革的重要保障。变革团队应该由具有变革意识和能力的人员组成，他们应该具备创新思维、沟通协调和解决问题的能力。

加强沟通与协调是组织变革中不可或缺的一环，通过有效的沟通可以消除员工的疑虑和抵触情绪，增强他们对变革的认同和支持。

实施变革措施是组织变革的核心环节。在变革过程中，需要采取一系列具体的措施，如调整组织结构、优化业务流程、改进工作方法等，以实现变革目标。同时，还需要对变革过程进行监控和评估，及时发现和解决问题。

此外，组织变革还需要关注员工的心理变化和行为适应。变革可能会给员工带来一定的心理压力和不确定性，因此，需要通过有效的激励机制和员工培训等措施来提高员工的适应能力和积极性。

总之，组织变革是组织发展过程中的必然现象，通过科学的动因分析和有效的管理策略，可以推动组织实现结构优化、资源配置优化和持续创新，提升组织的竞争力和适应能力。

四、组织效率的提升策略

在全球化竞争日趋激烈的时代背景下，提升组织效率已成为组织持续发展的核心要素。组织效率不仅关乎资源利用的最大化，更直接影响组织目标的实现和市场竞争力的提升。

（一）优化流程管理

流程是组织内部各项工作得以顺利开展的基础。优化流程管理，旨在通过简化、标准化和自动化等手段，减少不必要的环节和浪费，提高工作效率。具体而言，组织可以通过流程再造、流程分析与优化等方式，识别并消除流程中的瓶颈和低效环节，实现流程的高效运转。同时，引入现代信息技术，如大数据、云计算等，可以进一步提升流程管理的智能化水平，提高组织效率。

（二）强化团队协作与沟通

团队协作与沟通是组织效率提升的关键因素。通过加强团队成员之间的协作与沟通，可以打破部门壁垒，实现资源的共享与互补，提升整体工作效率。组织可以通过建立跨部门协作机制、推动团队文化建设、开展团队建设活动等方式，增强团队凝聚力和协作能力。同时，建立有效的沟通渠道和沟通机制，确保信息的畅通和准确传递，减少因沟通不畅导致的效率损失。

（三）激发员工潜能与积极性

员工是组织效率提升的主体力量。激发员工的潜能与积极性，对提升组织效率具有至关重要的作用。组织可以通过制定合理的激励机制、提供培训和发展机会、营造良好的工作环境等方式，激发员工的工作热情和创造力。同时，建立科学的绩效评价体系，将员工的个人发展与组织目标相结合，使员工更加投入地参与到工作中，从而提升组织效率。

（四）推进组织创新与文化建设

创新是组织效率提升的重要驱动力。组织应积极推动创新思维的培育和创新实践的开展，鼓励员工提出新的想法和解决方案，为组织发展注入新的活力。同时，组织文化建设也是提升组织效率不可忽视的一环。通过塑造积极向上的组织文化，营造和谐的工作氛围，可以激发员工的归属感和使命感，从而提升组织效率。

值得注意的是，组织效率的提升是需要组织持续努力、不断探索和实践的过程。在提升组织效率的过程中，组织应结合自身实际情况和发展需求，制定切实可行的提升策略，并不断优化和完善。同时，组织还应关注外部环境的变化和市场需求的发展，及时调整和更新提升策略，以适应不断变化的市场环境。

此外，组织效率的提升还需关注资源的合理配置和有效利用。通过科学规划和管理组织资源，实现资源的利用最大化和效益最大化。同时，组织还应关注风险管理，确保在提升效率的过程中不忽视风险控制和防范。

第三节　医院组织的主要类型[①]

一、直线型组织结构的特征与适用场景

直线型组织结构是医院组织中最为传统和基础的组织形式，其结构特点在于权力关系清晰、决策流程迅速，有利于统一指挥和高效执行。

（一）直线型组织结构的特征

直线型组织结构呈现出垂直管理的特点，各级管理者按照层级关系直接对下属进行领导和监督。在这种结构中，每个层级的管理者都拥有明确的职权范围，负责管理和协调本部门的业务活动。这种结构形式有助于减少决策过程中的层级干扰，提高决策效率。同时，由于权力关系明确，医院内部的沟通渠道相对简洁，信息传递速度较快。

然而，直线型组织结构也存在一定的局限性。由于权力高度集中，高层管理者可能面临繁重的决策负担，难以应对复杂多变的医疗环境。此外，该结构形式可能导致部门间的沟通与合作受到一定限制，不利于医院整体资源的优化配置。

（二）直线型组织结构的适用场景

直线型组织结构适用于规模较小、业务相对单一的医院。在这些医院中，由于业务范围有限，管理层次相对较少，直线型结构能够有效地实现统一指挥和高效执行。同时，对于新成立的医院或处于发展初期的医疗机构，直线型组织结构有助于快速建立稳定的管理体系，确保医院运营的有序进行。

在特定情境下，如应对突发事件或紧急医疗任务时，直线型组织结构的快速决策和高效执行特点显得尤为重要。在这种情境下，医院需要迅速调动资源、协调各部门共同应对，直线型结构能够确保指令的快速传达和执行，提高医院的应急响应能力。

---

① 参见徐从剑、严非《医学社会学》，复旦大学出版社 2022 年版，第 80—83 页。

值得注意的是，随着医院规模的不断扩大和业务复杂性的增加，单一的直线型组织结构可能难以满足医院的发展需求。因此，在实际应用中，医院应根据自身的发展阶段和业务特点，灵活调整和优化组织结构，以适应不断变化的医疗市场环境。

此外，虽然直线型组织结构在某些方面具有优势，但医院管理者也应关注其潜在的不足。例如，在权力高度集中的情况下，如何避免决策失误和权力滥用，确保医院运营的稳健性和公正性，是医院管理者需要认真思考和解决的问题。同时，加强部门间的沟通与协作，促进资源共享和优势互补，也是提升医院整体运营效率的重要途径。

直线型组织结构作为医院组织的一种基本形式，具有其独有的特征和适用场景。在实际应用中，医院管理者应根据医院的实际情况和发展需求，合理选择和运用这种结构形式，以实现医院的高效运营和持续发展。

二、职能型组织结构的优势与局限

职能型组织结构是医院管理中一种常见的组织形式，它基于医院内部的各项职能活动进行划分和设置部门，每个部门负责特定的职能领域，并在该领域内拥有较高的专业性和独立性。

（一）职能型组织结构的优势

职能型组织结构的核心优势在于其专业性和高效性。通过将医院内部的活动划分为不同的职能领域，如医疗、护理、行政、财务等，并设立相应的职能部门，可以确保各项职能活动得到专业化的管理和执行。这种结构形式有利于发挥专业人员的知识和技能，提高医院在各项职能领域的执行效率和专业水平。

此外，职能型组织结构还有助于实现资源的优化配置和共享。不同职能部门之间可以根据需要进行资源的调配和协作，实现资源的最大化利用。同时，通过部门间的沟通与协作，可以促进医院内部的信息流通和知识共享，提升医院的整体运营水平。

（二）职能型组织结构的局限

职能型组织结构存在一定的局限性。首先，由于职能部门之间的相对独立性，可能导致部门间出现沟通障碍和协调困难。不同部门往往从自身职能出发考虑问题，缺乏全局观念和协作精神，这可能导致医院整体运营效率下降。

其次，职能型组织结构可能导致管理部门的权力分散和决策缓慢。由于各部门在各自领域内拥有较高的自主权和决策权，可能导致医院内部的权力分配不均和决策效率降低。在涉及多个部门的复杂问题时，需要花费更多的时间和精力进行协调和沟通，甚至可能出现决策僵局。

此外，职能型组织结构还可能抑制创新和跨部门合作。由于部门间的界限分明，可能导致医院内部缺乏跨部门的合作精神和创新意识。员工往往局限于自己的职能领域，缺乏对其他领域的了解和关注，这不利于医院整体的创新发展和提升竞争力。

为了克服职能型组织结构的局限，医院管理者可以采取以下措施。首先，加强部门间的沟通与协作，建立有效的沟通机制和协作平台，促进信息共享和资源整合。其次，优化权力配置和决策流程，明确各部门的职责和权限，确保决策的高效性和科学性。此外，鼓励员工跨部门合作和创新思维，打破部门壁垒，促进医院整体的创新发展。

总之，职能型组织结构在医院管理中具有一定的优势和局限。在实际应用中，医院管理者应根据医院的实际情况和发展需求，合理选择和运用这种结构形式，充分发挥其优势并克服其局限，以实现医院的高效运营和持续发展。同时，随着医疗环境的不断变化和医院发展的需求变化，医院管理者也应不断调整和优化组织结构，以适应新的挑战和机遇。

三、矩阵型组织结构的灵活性与存在的问题

矩阵型组织结构是医院管理中一种灵活且高效的组织形式，它融合了直线型与职能型组织结构的优点，通过横向与纵向的交叉管理，实现了资源的有效配置和任务的快速响应。

（一）矩阵型组织结构的灵活性

矩阵型组织结构的显著优势在于其灵活性。这种结构形式允许医院根据具体任务或项目的需求，临时组建跨部门的工作团队，快速整合不同领

域的专业知识和资源。这种灵活的组合方式使得医院能够迅速应对市场变化、患者需求或突发事件，提高了组织的响应速度和适应能力。

此外，矩阵型组织结构还有助于促进医院内部的沟通与协作。由于工作团队是由不同部门的人员组成，他们需要在共同的目标下协作完成任务，这有助于打破部门间的壁垒，增进相互之间的理解和信任。同时，不同背景和专业的团队成员之间可以相互学习、分享经验，提升整个团队的知识水平和创新能力。

（二）矩阵型组织结构存在的问题

矩阵型组织结构的弊端如下。首先，由于团队成员来自不同的部门，可能存在文化差异和沟通障碍，需要花费一定的时间和精力进行团队建设和磨合。其次，矩阵型组织结构的权力关系相对复杂，容易出现多头领导、责任不清等问题，这可能导致团队成员之间的冲突和矛盾。

此外，矩阵型组织结构的稳定性也是一个需要关注的问题。由于工作团队是根据具体任务或项目组建的，一旦任务完成或项目结束，团队可能面临解散的风险。这可能导致团队成员之间的合作关系难以持续，影响医院的长期稳定发展。

为了克服这些弊端，医院管理者需要采取以下措施。首先，加强团队建设和管理，明确团队成员的角色和职责，建立有效的沟通机制和协作平台。其次，优化权力配置和决策流程，确保团队成员能够明确接受指令并高效执行。同时，注重培养团队成员的跨部门合作意识和能力，提升整个团队的凝聚力和战斗力。

矩阵型组织结构为医院提供了更灵活的组织形式以应对复杂多变的医疗环境。然而，在实际应用中，医院管理者需要充分认识到其潜在的问题，并采取有效措施加以应对，以确保矩阵型组织结构能够充分发挥其优势，为医院的稳定发展提供有力支持。同时，随着医疗技术的不断进步和医院管理理念的更新，矩阵型组织结构也需要不断适应和优化，以更好地满足医院的发展需求。

四、网络型组织结构的发展趋势与应用

随着信息技术的迅猛发展和医疗改革的不断深入，网络型组织结构逐渐成为医院组织发展的一种新趋势。它强调组织间的互联互通、资源共享和协同合作，以适应日益复杂的医疗环境和不断变化的市场需求。

（一）网络型组织结构的发展趋势

网络型组织结构的发展趋势主要体现在以下几个方面：一是组织边界的模糊化，网络型组织结构打破了传统组织间的界限，通过建立广泛的合作关系，实现组织间的互联互通和资源共享；二是信息化程度的提升，信息技术的应用使得医院组织能够更高效地进行信息传递和沟通协调，提高组织的响应速度和运营效率，三是合作关系的多样化，网络型组织结构鼓励医院组织与其他医疗机构、科研机构、保险公司等建立多样化的合作关系，共同开展医疗服务、科研创新等活动。

（二）网络型组织结构的应用

网络型组织结构在医院管理中的应用广泛而深入。首先，在医疗资源整合方面，网络型组织结构能够通过建立医疗联合体、远程医疗协作等方式，实现医疗资源的优化配置和共享。这有助于缓解医疗资源紧张的问题，提高医疗服务的可及性和质量。其次，在科研创新方面，网络型组织结构能够促进医院与其他科研机构之间的合作与交流，推动医疗技术的创新和应用。通过共享科研资源、联合开展科研项目等方式，网络型组织结构有助于提升医院的科研实力和创新能力。此外，在医疗服务模式创新方面，网络型组织结构能够推动医院开展线上线下相结合的医疗服务模式，为患者提供更加便捷、高效的医疗服务体验。

但是，网络型组织结构的应用也存在一些问题，例如，如何确保合作关系的稳定性和长期性、如何保障信息安全和隐私保护、如何协调不同组织间的利益诉求等问题都需要认真思考和解决。因此，在应用网络型组织结构时，医院管理者需要充分评估自身条件和外部环境，制定合理的合作策略和管理制度，以确保网络型组织结构的顺利实施和有效运行。

第四节　组织文化与价值观建设

一、组织文化的内涵与功能

组织文化作为医院组织的核心要素，是医院在长期发展过程中形成的独特文化现象，它蕴含着医院的精神内核、行为准则和价值追求。组织文化不仅影响着医院员工的思维方式和行为模式，更是医院与外部环境互动的重要媒介。

（一）组织文化的内涵

组织文化，本质上是一种集体意识和共享价值观的体现。它涵盖了医院的使命、愿景、价值观以及行为规范等多个层面，共同构成了医院独特的文化体系。医院的使命明确了组织存在的目的和意义，愿景则描绘了组织未来发展的蓝图，而价值观则是医院员工共同遵守的行为准则和道德标准。这些文化要素相互交织、相互影响，共同塑造了医院独特的文化氛围。

（二）组织文化的功能

组织文化在医院运营和发展中发挥着重要作用。首先，它具有凝聚功能，通过共同的价值追求和行为规范，将医院员工紧密团结在一起，形成强大的向心力。其次，它具有导向功能，引导着医院员工的行为方向和思维方式，确保医院的发展方向与目标保持一致。此外，组织文化还具有激励功能，它能够激发员工的积极性和创造力，推动医院不断创新和发展。

在医院的日常运营中，组织文化的功能体现得尤为明显。例如，在医疗服务过程中，医院员工会自觉遵循组织的价值观和行为规范，以患者为中心，提供高质量的医疗服务。这种文化导向不仅提升了患者的满意度和信任度，也增强了医院的品牌形象和市场竞争力。

通过构建积极向上的文化氛围，医院能够激发员工的归属感和责任感，提高员工的工作效率和团队协作能力。

在构建组织文化的过程中，医院应结合自身特点和实际需求，制定切实可行的文化建设方案，并通过多种途径和方式推动文化的落地生根。同时，医院还应不断评估和调整文化建设的效果和方向，确保组织文化始终与医院的发展目标和市场需求保持高度契合。

二、价值观在医院管理中的作用

价值观作为医院组织文化的核心，对医院管理具有深远的影响。它不仅是医院员工行为的指南，更是医院决策的依据，为医院的长期发展提供了坚实的支撑。

（一）价值观在员工行为引导中的作用

医院的价值观对员工行为具有直接的引导作用。通过明确的价值观，医院能够向员工传达组织的核心追求和行为准则，使员工明确自己在工作中的角色和责任。这有助于员工形成与组织相契合的行为习惯，提高工作效率和质量。同时，价值观还能够激发员工的归属感和荣誉感，使员工更加积极地投入工作中，为医院的发展贡献自己的力量。

（二）价值观在决策制定与执行中的作用

在医院的决策过程中，价值观发挥着重要的指导作用。医院在面临重大决策时，需要权衡各种利益关系，而价值观则提供了决策的依据和标准。通过价值观的引导，医院能够制定出符合组织利益和发展方向的决策，确保决策的科学性和合理性。同时，价值观还能够促进决策的执行力，使医院员工更加坚定地执行决策，确保决策的有效实施。

（三）价值观在塑造医院形象与品牌中的作用

医院的价值观是塑造医院形象和品牌的重要元素。通过积极传播和实践组织的价值观，医院能够向外界展示其独特的文化魅力和社会责任感，提升医院的知名度和美誉度。这有助于医院树立良好的社会形象，增强患者对医院的信任度和忠诚度，为医院的长期发展奠定坚实的基础。

（四）价值观在提升医院竞争力中的作用

在激烈的市场竞争中，医院的价值观是其核心竞争力的重要组成部分。通过构建独特的价值观体系，医院能够形成差异化的竞争优势，吸引和留住优秀的人才，提升医院的整体实力。同时，价值观还能够促进医院内部的协作和创新，推动医院不断追求卓越和进步，提升医院的综合竞争力。

（五）价值观在促进医院可持续发展中的作用

医院的价值观不仅关注当前的发展，更着眼于未来的可持续发展。通过坚持正确的价值观，医院能够确保其在发展过程中始终遵循社会伦理和道德规范，实现经济效益和社会效益的双赢。同时，价值观还能够引导医院积极履行社会责任，参与社会公益事业，为社会的和谐与发展做出贡献。

因此，医院管理者应高度重视价值观的建设和管理，将其作为医院管理的重要内容加以推进和落实。

三、组织文化与价值观的传承与创新

组织文化与价值观的传承与创新是医院持续发展的动力源泉，也是医院在变革中保持核心竞争力的关键所在。传承是对医院优秀文化基因的继承与发扬，而创新则是在传承基础上的拓展与提升，两者相辅相成，共同推动着医院组织文化的演进。

（一）组织文化的传承：守护精神内核

组织文化的传承，是对医院历史与传统的尊重与延续。它涉及医院精神内核的守护，即那些历经岁月沉淀而依然熠熠生辉的文化精髓。这些精神内核构成了医院文化的基石，是医院员工共同遵守的行为准则。

在传承过程中，医院需要建立一套有效的文化传递机制，确保新员工能够深入理解并认同组织的价值观。同时，医院还应通过定期的文化活动、内部培训等方式，不断强化员工对组织文化的认同感和归属感，使医院的文化基因得以代代相传。

（二）价值观的创新：引领未来发展

在传承的基础上，价值观的创新是医院适应时代变化、引领未来发展的必然要求。随着医疗行业的快速发展和外部环境的不断变化，医院需要不断调整和优化自身的价值观体系，以适应新的形势和需求。

价值观的创新包括理念创新、方法创新等多个层面。在理念创新方面，医院应积极探索符合时代精神的价值观内涵，如患者至上、团队协作、创新驱动等，以引导员工形成更加开放、包容、进取的思维方式。在方法创新方面，医院可以借鉴其他行业的成功经验，结合自身的实际情况，创造出独具特色的价值观实践方式，如开展志愿服务、实施患者体验改善计划等，以提升医院的服务质量和品牌形象。

（三）传承与创新的辩证统一：推动文化演进

传承与创新并非相互对立的概念，而是辩证统一的关系。传承为创新提供了坚实的基础和丰富的资源，而创新则为传承注入了新的活力和动力。在医院组织文化与价值观的建设中，需要正确处理传承与创新的关系，实现二者的有机结合。

一方面，医院要深入挖掘和整理自身的历史文化资源，提炼出具有独特性和代表性的文化元素，作为传承的重要内容；另一方面，医院要敏锐把握时代脉搏和行业趋势，结合医院的实际需求和员工的期望，不断创新价值观的内涵和表现形式。

（四）构建传承与创新的长效机制：确保文化生命力

为了确保组织文化与价值观的传承与创新能够持续进行并发挥实效，医院需要构建一套长效的机制。这包括建立文化管理部门或委员会，负责统筹协调文化建设工作；制定文化发展规划和年度计划，明确文化传承与创新的目标和任务；加强文化建设的考核评估，确保各项措施得到有效落实；开展文化交流和合作活动，拓宽文化建设的视野和思路等。

通过构建传承与创新的长效机制，医院可以确保组织文化与价值观建设工作的持续推进和深入发展，为医院的长期发展注入强大的文化动力。同时，这也有助于提升医院员工的文化素养和综合能力，为医院的可持续发展提供坚实的人才保障。

第三章　现代医院管理工具

为了提升医院运营效率、保障患者安全、优化服务质量，一系列现代医院管理工具应运而生。

现代医院管理工具涵盖了多个方面，从管理工具的基本概念、发展历程到具体应用实践，形成了一个完整的管理体系。其中，FOCUS-PDCA循环作为一种经典的管理方法，通过明确目标、制定计划、执行实施、检查评估、处理反馈等步骤，帮助医院实现持续改进。“5+1”S管理模式则通过整理、整顿、清扫、清洁、素养以及安全六个方面的要求，提升了医院现代管理的水平。

此外，品管圈作为一种团队协作的质量管理工具，通过组建跨部门的团队，共同分析问题、制定对策、实施改进，有效提升了医院的服务质量和患者满意度。失效模式和效应分析则是一种预防性的管理工具，通过对医疗流程中可能出现的失效模式进行预测和分析，帮助医院提前制定应对措施，降低医疗风险。这些管理工具各具特色，相互补充，共同构成了现代医院管理的强大工具库。

第一节　管理工具概述

一、现代医院管理工具的定义与分类①

（一）医院管理工具的定义

在现代医院管理体系中，管理工具不仅是医院实现高效运营、优化资源配置的基础，更是提升医疗服务质量、保障患者安全的关键。那么，究竟什么是现代医院管理工具？它们又是如何分类的呢？

从定义上看，现代医院管理工具是指一系列用于医院管理实践中的方法、技术和手段的总称。这些工具旨在帮助医院管理者更好地把握医院运营状态，分析存在的问题，制定有效的改进措施，并监控实施效果。它们以现代管理理论为指导，结合医院实际情况，形成了一套科学、系统、实用的管理体系。

（二）医院管理工具的分类

根据不同的维度和目的，现代医院管理工具可以分为多种类型。从管理层次来看，可以分为战略管理工具、运营管理工具和质量管理工具等。首先，战略管理工具主要关注医院的长期发展目标和战略规划的制定与实施。其次，运营管理工具则侧重于医院日常运营活动的协调与优化；最后，质量管理工具则致力于提升医疗服务质量，确保患者安全。

从管理内容来看，现代医院管理工具又可以细分为人力资源管理工具、财务管理工具、信息管理工具等。首先，人力资源管理工具关注医院员工的招聘、培训、绩效管理等方面。其次，财务管理工具则负责医院的预算编制、成本控制、资金运作等。最后，信息管理工具则通过信息技术手段提升医院管理的效率和准确性。

此外，还有一些综合性管理工具，如全面质量管理、业务流程重组等，它们旨在通过系统性的方法改善医院的整体性能。这些工具强调跨部

① 参见李亚军《现代医院管理规范与实践》，世界图书出版公司 2017 年版，第 161—163 页。

门、跨领域的协作与整合，以实现医院整体效益的最大化。

在现代医院管理中，这些管理工具并非孤立存在，而是相互关联、相互补充的。

在理解现代医院管理工具的定义与分类之后，还需要深入探讨各类管理工具的具体应用方法。不同的管理工具具有不同的特点和适用范围，正确选择和使用这些工具对提升医院管理水平至关重要。因此，医院管理者需要根据医院的实际情况和发展需求，灵活运用各类管理工具，以实现医院管理的科学化和精细化。

（三）管理工具在医院管理中的作用、意义及发展趋势

管理工具在现代医院管理中发挥着举足轻重的作用。

首先，管理工具能够帮助医院建立清晰的管理体系。通过运用管理工具，医院可以明确管理目标、制定详细的管理计划、建立科学的管理制度，从而形成一套完整、系统的管理体系。这一体系能够确保医院各项工作的有序进行，提高管理效率。

其次，管理工具有助于医院实现精细化管理。通过运用各种管理工具，医院可以对各个环节进行深入研究和分析，找出存在的问题和不足，进而制定针对性的改进措施。这种精细化管理能够最大限度地优化医院资源配置，提高医疗服务质量。

再次，管理工具能够促进医院间的交流与合作。不同医院在运用管理工具的过程中，会形成各自的经验和特色。通过交流与合作，医院可以相互学习、借鉴对方的优点，共同提升管理水平。这种交流与合作有助于推动整个医疗行业的进步和发展。

最后，管理工具还能够提升医院员工的素质和能力。在运用管理工具的过程中，医院员工需要不断学习和掌握新的知识和技能。这种学习过程不仅能够提升员工的个人素质和能力，还能够增强员工的团队意识和协作精神。

管理工具在医院管理中具有不可替代的作用和意义。

随着医疗行业的快速发展和科技进步的不断推进，现代医院管理工具

也呈现出新的发展趋势。

第一，管理工具将更加智能化和数字化。随着大数据、人工智能等技术的广泛应用，医院管理工具将实现更加精准的数据分析和决策支持。通过收集和分析大量的医疗数据，管理工具能够帮助医院管理者发现潜在的问题和机会，制定更加科学的管理策略。同时，数字化管理工具还能够提高医院管理的效率和准确性，降低管理成本。

第二，管理工具将更加注重患者体验和满意度。通过运用患者满意度调查、服务质量评价等工具，医院可以及时了解患者的需求和反馈，从而改进服务流程、提升服务质量。这种以患者为中心的管理理念将成为未来医院管理工具发展的重要方向。

第三，管理工具还将更加注重跨学科和跨领域的整合与创新。随着医疗技术的不断进步和医疗模式的不断创新，现代医院管理工具需要更加注重不同学科和领域之间的整合与协同。通过跨学科的合作与创新，医院可以开发出更加符合实际需求的管理工具和方法。

二、管理工具在现代医院管理中的应用价值

管理工具在现代医院管理中的应用价值不仅体现在其对提升医院运营效率、保障患者安全以及优化资源配置等方面的积极作用，更在于其作为现代医院管理体系的重要组成部分展现出的科学性和系统性。

（一）提升医院的运营效率

管理工具的应用能够显著提升医院的运营效率。通过引入流程管理工具，医院可以对医疗服务流程进行全面梳理和优化，减少不必要的环节和等待时间，提高服务效率。同时，绩效管理工具的运用能够激励员工积极参与工作，提高工作效率，从而进一步推动医院整体运营效率的提升。

此外，信息管理工具的应用也为医院运营效率的提升提供了有力支持。通过构建完善的信息管理系统，医院可以实现医疗数据的实时采集、分析和利用，为管理决策提供科学依据。这不仅提高了决策的效率，也降低了管理成本，进一步提升了医院的竞争力。

（二）保障患者安全

管理工具在保障患者安全方面同样发挥着重要作用。通过引入风险管理工具，医院可以对医疗服务过程中可能出现的风险进行识别和评估，制定针对性的预防措施，降低医疗风险的发生概率。同时，品管圈等质量管理工具的运用可以鼓励员工积极参与质量改进活动，提升医疗服务质量，确保患者安全。

此外，管理工具还可以帮助医院建立严格的质量监控体系，对医疗服务过程进行全程监控和评估。通过定期的质量检查和评估，医院可以及时发现并纠正存在的问题和不足，确保医疗服务的安全性和有效性。

（三）优化资源配置

管理工具在优化医院资源配置方面也具有重要意义。通过引入成本管理工具，医院可以对各项医疗服务的成本进行精确核算和分析，为制定科学的收费标准提供依据。同时，预算管理工具的运用可以帮助医院合理制定预算计划，确保资金使用的合理性和有效性。

此外，管理工具还可以帮助医院实现人力资源的优化配置。通过人力资源规划和管理工具的运用，医院可以更加准确地了解员工的能力和需求，合理安排员工的工作岗位和职责，提高人力资源的利用效率。

（四）促进医院管理的创新

管理工具的应用还能够促进医院管理的创新。随着医疗技术的不断进步和医疗模式的不断创新，传统的管理方式已经难以满足现代医院的发展需求。

通过引入新的管理工具和方法，医院可以打破传统的思维模式和管理方式，探索更加符合现代医院发展需求的管理模式。这种创新不仅能够提升医院的管理水平和服务质量，还能够增强医院的竞争力和社会影响力。

（五）提升医院管理决策的科学性

管理工具的应用能够显著提升医院管理决策的科学性。传统的管理决策往往依赖于经验和直觉，缺乏科学的数据支持和分析。现代管理工具通过运用数据分析、模拟预测等技术手段，能够为管理决策提供更为准确和客观的依据。例如，决策分析工具可以帮助医院管理者在面临复杂问题时，通过数据分析和模拟预测来评估不同方案的优劣，从而选择最佳的管理策略。这种基于数据的决策方式不仅提高了决策的准确性和有效性，也增强了决策的可信度和说服力。

此外，管理工具还能够促进医院管理者形成科学的管理思维。通过不断学习和运用管理工具，医院管理者可以逐渐掌握科学的管理方法和技能，形成更加理性、客观的管理思维方式。

管理工具在医院管理中的应用价值是多方面的。它们不仅能够提升医院的运营效率、保障患者安全、优化资源配置，还能够促进医院管理的创新和提升医院管理决策的科学性。因此，医院管理者应该充分认识和重视管理工具的价值，积极引入和应用各种管理工具，以推动医院管理的现代化和科学化进程。

三、管理工具的选择与适配原则

管理工具的选择与适配是医院管理实践中不可或缺的一环。在众多的管理工具中，如何挑选出最适合医院当前发展阶段和管理需求的工具，是每一位医院管理者都需要面对的问题。

（一）工具选择应基于医院的发展战略

医院的发展战略是管理工具选择的首要考量因素。不同的发展战略需要不同的管理工具来支撑。例如，若医院的发展战略是提升服务质量，那么质量管理工具、患者满意度调查工具等就显得尤为重要；若医院的发展战略是扩大规模、提高效益，那么成本管理工具、预算管理工具等则更为关键。因此，在选择管理工具时，医院管理者必须深入了解医院的发展战略，确保所选工具与战略目标相契合。

（二）考虑医院的管理基础和资源条件

医院的管理基础和资源条件也是选择管理工具时必须考虑的因素。管理基础较好的医院，可以选择更为先进、复杂的管理工具，以进一步提升管理水平；而管理基础较弱的医院，则应从基础管理工具入手，逐步建立起完善的管理体系。此外，医院的资源条件也限制了管理工具的选择范围。例如，资金充足的医院可以引入更多的信息化管理工具，而资金紧张的医院则可能需要更加注重成本效益，选择更为经济实惠的工具。

（三）注重工具的实用性和可操作性

在选择管理工具时，实用性和可操作性也是不可忽视的因素。管理工具应该能够解决实际问题，提升医院的管理效率和服务质量。同时，工具的操作应该简便易行，方便医院员工掌握和使用。过于复杂或难以操作的工具，不仅会增加医院的管理成本，还可能影响员工的使用积极性。

（四）注重工具的兼容性和可扩展性

在选择管理工具时，还需要考虑工具的兼容性和可扩展性。兼容性是指工具能否与医院现有的管理系统和流程相融合，避免产生冲突或重复劳动。可扩展性则是指工具是否具备升级和扩展的能力，以适应医院未来发展的需要。选择具有良好兼容性和可扩展性的工具，可以确保医院管理的连贯性和可持续性。

（五）重视工具的评估和反馈机制

管理工具的选择并不是一劳永逸的，而是一个持续优化的过程。因此，建立有效的评估和反馈机制至关重要。医院管理者应该定期对所选工具的使用情况进行评估，收集员工和患者的反馈意见，及时发现问题并进行改进。同时，也可以借鉴其他医院的成功经验，不断调整和优化管理工具的选择和使用方式。

（六）平衡创新与传统管理模式的融合

在选择管理工具时，还需要考虑创新与传统管理模式的融合问题。创新的管理工具往往能够带来更高的效率和更好的效果，但也可能与传统的管理模式产生冲突。因此，医院管理者需要在创新与传统之间找到平衡点，既要积极引入新的管理工具和方法，又要确保这些工具能够与医院现有的管理体系相融合，共同推动医院管理的进步。

管理工具的选择与适配是一个综合考虑多种因素的过程。医院管理者需要根据医院的发展战略、管理基础和资源条件、工具的实用性和可操作性、兼容性和可扩展性、评估和反馈及机制等多方面因素进行权衡和选择。同时，也要注重平衡创新与传统管理模式的融合问题，确保所选工具能够真正发挥其在医院管理中的作用和价值。通过科学选择与适配管理工具，医院可以进一步提升管理效率和服务质量，为患者提供更加优质、高效的医疗服务。

四、管理工具的发展趋势与前景

随着现代医疗技术的不断进步和医院管理的日益复杂化，管理工具的发展呈现出多元化、智能化和集成化等趋势。这些趋势不仅反映了管理工具自身的演进规律，也预示着未来医院管理的新方向和新可能。

（一）多元化发展满足个性化需求

管理工具的多元化发展是未来的重要趋势。不同医院的管理需求和特点各异，因此，管理工具需要更加灵活和多样，以满足不同医院的个性化需求。未来，将看到更多针对特定管理问题和场景的专用工具出现，如针对患者满意度提升的服务质量监测工具、针对成本控制的精细化核算工具等。这些工具将更加贴近医院管理的实际，为医院提供更加精准和有效的管理支持。

（二）智能化提升管理效率与精准度

随着人工智能、大数据等技术的快速发展，管理工具的智能化水平将不断提升。通过引入这些先进技术，管理工具可以实现更加精准的数据分析、预测和决策支持。例如，利用人工智能技术，管理工具可以自动识别和预测医疗风险，为医院提供及时的风险预警和应对建议。同时，智能化的管理工具还可以帮助医院实现自动化流程管理，减少人为干预和错误，提高管理效率和质量。

（三）集成化实现管理信息的全面整合

未来，管理工具将更加注重信息的全面整合和共享。通过集成化的管理工具，医院可以将各个管理环节的信息进行有效整合，形成完整的管理信息链。这不仅有助于医院管理者全面了解医院的运营状况和管理效果，还能够为管理决策提供全面、准确的数据支持。同时，集成化的管理工具还可以促进医院内部各部门之间的协同合作，打破信息孤岛，提升医院的整体运营效率。

（四）云端化与移动化助力管理便捷性

随着云计算和移动互联网技术的普及，管理工具的云端化和移动化趋势日益明显。云端化的管理工具可以实现数据的远程存储和共享，方便医院管理者随时随地访问和管理医院信息。移动化的管理工具则可以让医院员工通过手机等移动设备随时进行工作汇报和任务管理等操作，提高管理的便捷性和灵活性。这些趋势将使得管理工具更加符合现代人的工作和生活习惯，提升医院管理的效率和效果。

（五）管理工具的人性化与个性化

随着医疗服务的日益人性化，管理工具的设计也将更加注重用户体验和个性化需求。未来的管理工具将更加注重用户界面的友好性和易用性，降低使用门槛，提高员工的接受度和使用意愿。同时，管理工具也将更加关注员工的个性化需求，提供定制化的管理方案和功能，以满足不同员工的工作习惯和偏好。

（六）管理工具的安全性与隐私保护

随着医疗数据的不断增加和信息技术的广泛应用，管理工具的安全性和隐私保护问题也日益凸显。未来，管理工具的发展将更加注重数据的安全性和隐私保护。通过采用先进的加密技术和访问控制等手段，确保医疗数据的安全性和完整性。同时，管理工具也将严格遵守相关的法律法规和隐私政策，保护患者的隐私权益。

随着技术的不断进步和应用场景的不断拓展，管理工具将在医院管理中发挥更加重要的作用。然而，如何有效地选择和运用这些工具，将其与医院的实际需求相结合，仍需要医院管理者进行深入思考和不断探索。

第二节　FOCUS-PDCA

FOCUS-PDCA 作为一种先进的管理工具和方法论，其在医院管理中的应用日益广泛。该模式将问题解决与质量管理紧密结合，通过系统化的流程，不断提升医院的服务质量和管理效能。

一、FOCUS-PDCA 的基本理念与流程

FOCUS-PDCA 是基于问题解决和持续改进的理念，将管理过程划分为六个阶段：F（Find：发现问题）、O（Organize：组建团队）、C（Clarify：澄清问题）、U（Understand：理解根本原因）、S（Select：选择解决方案）、P（Plan：制定计划）、D（Do：实施计划）、C（Check：检查效果）、A（Act：行动标准化）。这一流程体现了问题解决的逻辑性和系统性，有助于医院管理者有效地识别、分析和解决管理中遇到的各种问题。

（一）发现问题

FOCUS-PDCA 的起始阶段是发现问题。在这一阶段，医院管理者需要通过日常观察、患者反馈、员工建议等多种途径，敏锐地捕捉到医院运营中存在的问题。问题的发现需要基于事实和数据，避免主观臆断和偏见。同时，管理者还需对问题进行初步的分类和评估，以确定其重要性和紧迫性。

（二）组建团队

发现问题后，需要组建一个跨部门的团队来共同解决问题。这个团队应包括与问题相关的各个领域的专家，以确保能够从多个角度全面分析问题。团队成员之间需要建立良好的沟通和协作机制，确保信息的畅通和资源的共享。

（三）澄清问题

在组建团队的基础上，需要进一步澄清问题的本质和范围。这一阶段需要对问题进行深入的分析和探讨，明确问题的定义、影响范围以及可能的原因。通过澄清问题，可以为后续解决方案的制定提供清晰的指导。

（四）理解根本原因

理解问题的根本原因是解决问题的关键。在这一阶段，团队需要运用各种分析工具和方法，如因果图、流程图等，深入挖掘问题的根源。通过了解问题的根本原因，可以制定更有效的解决方案，避免问题的再次发生。

（五）选择解决方案

在理解了问题的根本原因后，团队需要提出多个可能的解决方案，并进行评估和比较。在选择解决方案时，需要综合考虑方案的可行性、成本效益、实施难度等因素。最终选择的方案应能够最大程度地解决问题，并符合医院的战略目标和实际情况。

（六）制定计划

确定解决方案后，需要制定详细的实施计划。计划应包括实施的具体步骤、时间节点、责任人以及所需的资源等。制定计划时，需要充分考虑可能遇到的困难和挑战，并制定相应的应对措施。

（七）实施计划

按照制定的计划，团队开始实施解决方案。在实施过程中，需要密切关注实施进度和效果，及时调整计划以应对可能出现的问题。同时，团队成员之间需要保持密切的沟通和协作，确保计划的顺利推进。

（八）检查效果

实施计划后，需要对实施效果进行检查和评估。这一阶段需要收集相关的数据和信息，与预期目标进行对比分析，以评估解决方案的实际效果。如果效果不理想，需要分析原因并采取相应的改进措施。

（九）行动标准化

经过检查效果后，将有效的解决方案和措施纳入医院的日常管理体系中，形成标准化的操作流程。通过行动标准化，可以确保解决方案的持久性和可复制性，为医院的质量管理和持续改进奠定坚实的基础。

FOCUS-PDCA 的基本理念与流程体现了问题解决的系统性和持续改进的精神。通过这一流程的应用，医院管理者可以更加有效地识别、分析和解决医院运营中遇到的各种问题，推动医院管理质量的不断提升。同时，这一流程也强调了团队合作和跨部门协作的重要性，有助于形成医院内部的合力，共同推动医院的持续发展和进步。

二、FOCUS-PDCA 在医院管理中的应用案例

FOCUS-PDCA 作为一种系统性的问题解决与质量管理工具，在医院

管理实践中得到了广泛应用，通过具体分析，可以深入理解该工具在医院管理中的实际运作与成效。

（一）发现问题与组建团队

在FOCUS阶段，医院通过调查问卷、患者访谈等多种方式收集数据，深入分析患者满意度下滑的原因。同时，组建由医务、护理、后勤等多个部门组成的团队，共同参与问题的解决。

（二）澄清问题与理解根本原因

在Clarify和Understand阶段，团队对患者满意度问题进行了深入剖析。通过数据分析，发现医疗服务流程烦琐、医护人员沟通不畅以及服务态度不佳是导致患者满意度下滑的主要原因。

（三）选择解决方案与制定计划

在Select和Plan阶段，团队针对问题原因提出了多项改进措施，包括优化医疗服务流程、加强医护人员沟通培训以及建立患者反馈机制等。经过评估与比较，团队确定了实施方案，并制定了详细的实施计划。

（四）实施计划与检查效果

在Do和Check阶段，团队按照计划开始实施改进措施。通过简化服务流程、提升医护人员沟通技巧以及及时处理患者反馈等方式，不断优化医疗服务质量。同时，团队定期收集患者满意度数据，对改进措施的效果进行评估。

（五）行动标准化与持续改进

经过一段时间的实施与检查，医院患者满意度得到了显著提升。团队将有效的改进措施纳入医院管理体系，形成标准化的操作流程。同时，继续运用FOCUS-PDCA方法进行持续改进，不断提升医院的管理水平和服务质量。

通过本案例的分析，可以看到FOCUS-PDCA在医院管理中的应用价值。它不仅有助于医院系统地解决管理问题，还能促进医院内部的团队协作与沟通。同时，通过持续改进与标准化操作，医院能够不断提升服务质量，满足患者的需求与期望。

值得注意的是，每个医院的具体情况和问题都有所不同，因此在应用FOCUS-PDCA时需要根据实际情况进行灵活调整。同时，医院管理层应给予足够的重视与支持，确保团队能够充分发挥潜力，实现问题的解决与质量的提升。

FOCUS-PDCA作为一种科学的管理工具和方法论，在医院管理中具有广泛的应用前景。通过具体案例的实践与探索，可以不断总结经验教训，推动医院管理水平的持续提升。

三、FOCUS-PDCA实施中的关键问题与解决方案

FOCUS-PDCA作为一种有效的管理工具，在医院管理实践中得到了广泛应用。然而，在实施过程中，不可避免地会遇到一些关键问题。笔者将对这些关键问题进行深入分析，并提出相应的解决方案，以确保FOCUS-PDCA能够顺利推进并取得预期效果。

（一）跨部门协作与沟通障碍

在FOCUS-PDCA的实施过程中，跨部门协作与沟通是一个关键问题。由于医院各部门之间存在职能划分和利益差异，往往导致信息不畅、合作不紧密。这不仅影响了问题的发现和解决，也阻碍了医院整体管理效能的提升。

针对这一问题，可以采取以下三个解决方案：一是建立跨部门沟通机制，定期召开联席会议，促进信息共享和合作交流；二是明确各部门的职责和角色，确保在FOCUS-PDCA实施过程中能够形成合力；三是加强团队建设，提升团队成员的协作意识和能力，共同应对管理挑战。

（二）问题定义与识别不准确

在FOCUS阶段，准确定义和识别问题是至关重要的。然而，在实际操作中，由于缺乏对问题的深入了解和全面分析，往往导致问题定义模糊、识别不准确。这会影响后续解决方案的制定和实施效果。

为解决这一问题，需要采取以下措施：一是加强问题调查和分析，确保对问题的本质和范围有清晰的认识；二是利用数据分析和专业知识，辅助问题定义和识别；三是建立问题反馈机制，鼓励员工积极参与问题的发

现和报告，确保问题的及时发现和处理。

（三）解决方案制定与实施难度

在 Select 和 Plan 阶段，制定有效的解决方案并实施是关键。然而，由于医院环境的复杂性和多变性，解决方案的制定和实施往往面临诸多困难。例如，资源限制、技术瓶颈、人员抵触等因素都可能影响解决方案的实施效果。

为应对这些困难，可以采取以下策略：一是充分考虑医院实际情况和资源限制，制定切实可行的解决方案；二是加强技术创新和引进，提升医院的技术水平和管理能力；三是加强员工培训和宣传，提高员工对解决方案的接受度和执行力；四是建立监督和评估机制，确保解决方案的顺利实施和效果评估。

（四）持续改进与标准化管理

FOCUS-PDCA 强调持续改进与标准化管理。然而，在实际操作中，由于缺乏持续性的努力和制度化的保障，往往导致改进成果难以巩固和标准化管理难以实施。

为实现持续改进与标准化管理，需要采取以下措施：一是建立持续改进的文化氛围，鼓励员工积极参与改进活动；二是制定标准化的操作流程和管理规范，确保医院各项工作的规范化和标准化；三是加强制度建设和执行力度，确保改进成果的巩固和标准化管理的实施；四是建立激励机制和奖惩制度，激发员工持续改进的积极性和动力。

FOCUS-PDCA 实施中的关键问题涉及跨部门协作与沟通、问题定义与识别、解决方案制定与实施以及持续改进与标准化管理等方面。针对这些问题，需要采取相应的解决方案和措施，以确保 FOCUS-PDCA 的顺利实施和取得预期效果。通过加强团队协作、问题调查、解决方案制定、持续改进与标准化管理等方面的努力，可以推动医院管理水平的不断提升和服务质量的持续改进。

三、FOCUS-PDCA 实施中的关键问题与解决方案

在 FOCUS-PDCA 管理模式的应用过程中，尽管其系统性和逻辑性为医院管理带来了显著的改进，但实践中仍然会面临一系列关键问题。这些问题不仅关系到 FOCUS-PDCA 实施的成效，也影响着医院整体管理水平的提升。因此，深入分析这些问题并提出相应的解决方案，对推动医院管理质量的持续改进具有重要意义。

（一）问题识别与界定的精准性挑战

在 FOCUS 阶段，问题的精准识别与界定是确保后续步骤有效实施的基础。然而，在实际操作中，由于信息收集不全、分析不够深入，或者对问题的理解存在偏差，往往导致问题识别不够精准，界定不够清晰。这不仅会影响后续解决方案的针对性，也可能使改进工作偏离正确方向。

解决这一问题的关键在于提升问题识别的精准性。具体而言，可以通过加强数据收集与分析，运用科学方法对问题进行深入剖析，确保对问题的本质和关键要素有准确的理解。同时，建立问题反馈机制，鼓励员工积极参与问题的发现和报告，以便及时发现问题并调整改进策略。

（二）解决方案制定中的资源与技术约束

在 Select 和 Plan 阶段，制定有效的解决方案是 FOCUS-PDCA 管理的核心任务。然而，在实际操作中，医院往往面临资源有限和技术瓶颈的约束，使得解决方案的制定和实施受到一定限制。如何在有限的资源和技术条件下，制定出既符合医院实际情况又具有可操作性的解决方案，是实施 FOCUS-PDCA 过程中需要解决的关键问题。

针对这一问题，医院可以采取以下策略：一是优化资源配置，通过合理的预算规划和资金调配，确保关键改进项目得到足够的资源支持；二是加强技术创新和引进，借助现代科技手段提升医院的技术水平和管理能力；三是加强跨部门协作，通过整合各部门资源和优势，共同推动解决方案的制定和实施。

（三）实施过程中的执行力与控制力问题

在 Do 阶段，实施解决方案是确保改进目标得以实现的关键环节。然而，由于医院管理层的执行力不足或者对实施过程的控制力不够，往往导致解决方案的实施效果不佳，甚至出现偏差。此外，员工对改进活动的参与度和配合度也会影响实施效果。

为提升实施过程中的执行力与控制力，医院可以采取以下措施：一是加强领导层的引导和监督作用，确保管理层对改进活动的重视和支持；二是建立明确的责任机制和考核机制，将改进任务分解到具体部门和人员，并定期进行进度检查和成果评估；三是加强员工培训和教育，提升员工对改进活动的认识和参与度，形成全员参与、共同推进的良好氛围。

（四）效果检查与评估的客观性与准确性

在 Check 阶段，对实施效果进行客观、准确的检查和评估是确保改进成果得以巩固和持续提升的关键。然而，在实际操作中，由于评估标准不明确、数据收集不完整或者评估方法不科学等原因，往往导致效果检查与评估的结果不够客观和准确。

为提高效果检查与评估的客观性与准确性，医院可以采取以下措施：一是制定明确的评估标准和指标体系，确保评估工作有章可循、有据可依；二是加强数据收集与分析工作，运用科学方法对数据进行处理和分析，确保评估结果的准确性和可靠性；三是引入第三方评估机构或者专家进行独立评估，提高评估工作的客观性和公正性。

（五）行动标准化与持续改进的持续性挑战

在 Act 阶段，将有效的改进措施和解决方案标准化，并纳入医院的日常管理体系中，是实现持续改进的关键。然而，在实际操作中，由于医院管理文化、员工习惯以及外部环境等因素的影响，往往导致行动标准化的实施和持续改进的推进面临持续性挑战。

为应对这一挑战，医院需要采取以下策略：一是加强医院管理文化的建设，营造持续改进的文化氛围，使员工充分认识到持续改进的重要性；二是建立标准化的操作流程和管理规范，通过制度化的方式确保改进措施得以固化；三是加强员工培训和教育，提高员工对标准化操作流程的认同度和执行力；四是建立长效的激励机制和奖惩制度，激发员工持续改进的积极性和动力。

FOCUS-PDCA 实施中的关键问题涉及问题识别与界定、解决方案制定、实施过程控制、效果检查评估以及行动标准化与持续改进等多个方面。针对这些问题，医院需要采取一系列措施来提升 FOCUS-PDCA 实施的成效和持续性。通过加强问题识别与界定的精准性、优化资源配置和技术创新、提升执行力与控制力、加强效果检查与评估的客观性与准确性以及推动行动标准化与持续改进的持续性等措施的实施，医院可以不断提升管理质量和服务水平，实现医院的持续健康发展。

四、FOCUS-PDCA 的持续优化与改进策略

FOCUS-PDCA 作为一种循环往复、持续改进的管理方法，其核心理念在于通过明确目标、制定计划、执行实施、检查评估以及处理反馈等步骤，不断优化工作流程，提升组织绩效。然而，任何管理方法的实施都不是一蹴而就的，需要不断地进行优化和改进，以适应不断变化的外部环境和内部需求。

（一）聚焦目标设定的精准性与前瞻性

在 FOCUS-PDCA 循环中，目标的设定是起点，也是关键。目标的精准性直接关系到后续计划的制定和实施效果。因此，持续优化与改进的首要策略是提升目标设定的精准性与前瞻性。具体而言，组织应深入分析市场需求、竞争态势以及自身资源能力，结合长期发展战略，制定既具有挑战性又切实可行的目标。同时，目标的设定应具有前瞻性，能够预见未来可能出现的变化和挑战，为组织的持续发展提供指引。

（二）优化计划制定的系统性与灵活性

计划是连接目标与行动的桥梁，计划的制定应兼具系统性与灵活性。系统性要求计划能够全面覆盖目标实现所需的各个环节和要素，确保资源的合理分配和高效利用；灵活性则意味着计划能够适应外部环境的变化和内部条件的调整，具有一定的弹性和应变能力。在优化计划制定的过程中，组织可以采用多种方法和技术，如项目管理、流程优化等，以提升计划的执行效率和效果。

（三）强化执行实施的有效性与可控性

执行实施是 FOCUS-PDCA 循环中的核心环节，其有效性与可控性直接影响到目标的达成。为了强化执行实施的有效性与可控性，组织可以采取以下策略：一是建立明确的责任分工和考核机制，确保每个成员都清楚自己的职责和任务，并能够按照计划有序推进；二是加强沟通与协作，促进信息共享和资源整合，提高团队的整体执行力；三是建立风险预警和应对机制，及时发现和解决执行过程中可能出现的问题和障碍。

（四）提升检查评估的客观性与公正性

检查评估是 FOCUS-PDCA 循环中的重要环节，通过对执行结果进行检查和评估，可以发现存在的问题和不足，为后续的改进提供依据。为了确保检查评估的客观性与公正性，组织应建立科学的评估标准和指标体系，采用定量和定性相结合的方法进行评价；同时，应建立独立的评估机构或委托第三方进行评估，确保评估结果的客观性与公正性。

（五）深化处理反馈的及时性与有效性

处理反馈是 FOCUS-PDCA 循环的最后一个环节，也是持续改进的关键。通过对检查评估结果的反馈和处理，组织可以总结经验教训，调整目标和计划，推动循环的持续优化。为了确保处理反馈的及时性与有效性，组织应建立快速的反馈机制和信息处理流程，确保相关信息能够迅速传递到决策层和执行层；同时，应深入分析反馈信息，找出问题的根源和解决方案，为后续的改进提供有力支持。

（六）构建持续改进的文化氛围与组织机制

除了上述具体环节的优化与改进策略外，构建持续改进的文化氛围与组织机制也是 FOCUS-PDCA 得以持续优化的重要保障。组织应倡导积极向上、追求卓越的价值观念，鼓励员工敢于尝试、勇于创新；同时，应建立完善的激励机制和容错机制，为员工提供足够的支持和保障，激发他们的创造力和主动性。此外，组织还应定期开展培训和交流活动，提升员工的专业素养和综合能力，为持续改进提供坚实的人才基础。

FOCUS-PDCA 的持续优化与改进策略涵盖了目标设定、计划制定、执行实施、检查评估、持续处理反馈及持续改进等各个环节。通过不断提升这些环节的效率和效果，组织可以推动 FOCUS-PDCA 循环的持续运转和优化升级，从而实现组织的持续改进和长远发展。

第三节　“5＋1”S管理模式

一、“5＋1”S管理模式的内涵与特点

“5＋1”S管理模式，作为一种先进的管理方法，在现代企业管理中扮演着越来越重要的角色。其核心理念源于日本企业的“5S”管理，通过整理（Seiri）、整顿（Seiton）、清扫（Seiso）、清洁（Seiketsu）和素养（Shitsuke）五个步骤，实现工作环境的优化和员工行为的规范化。在此基础上，“5＋1”S增加了“安全（Safety）”这一要素，进一步强调了安全生产的重要性。

（一）整理：区分必需品与非必需品

整理是“5＋1”S管理的第一步，它要求对工作场所进行全面检查，区分出必需品和非必需品。通过这一步，可以消除工作现场的无用之物，为后续的整顿和清扫工作打下基础。整理的过程不仅是对物质的整理，更是对工作流程和思维的整理，有助于提高工作效率和减少浪费。

（二）整顿：合理规划物品摆放

整顿是在整理的基础上，对必需品进行合理的规划和摆放。通过标识、定位等手段，使物品能够迅速取用、归位，减少寻找时间。整顿的目的在于创造一个井然有序的工作环境，提高员工的工作效率，同时也有助于减少因失误操作导致的安全事故。

（三）清扫：保持环境清洁

清扫是对工作场所进行彻底的清洁，包括设备、工具、地面等各个方面。清扫不仅是为了创造一个干净整洁的工作环境，更是为了发现和解决潜在的安全隐患。通过定期的清扫工作，可以及时发现并解决设备故障、物品损坏等问题，从而保障生产的安全和稳定。

（四）清洁：制度化维护成果

清洁是在整理、整顿、清扫的基础上，通过制度化、标准化的手段，

将前三步的成果固化下来。这包括制定清洁标准、检查制度、奖惩机制等，确保工作环境的持续清洁和有序。清洁的目的是使“5+1”S管理成为一种日常习惯，而不是一时的行动。

（五）素养：提升员工素质

素养是“5+1”S管理的核心，它强调通过持续的培训和引导，提升员工的自律性和责任感。员工不仅需要遵守规章制度，更需要具备主动发现问题、解决问题的能力。素养的提升有助于形成积极向上的企业文化，增强企业的凝聚力和竞争力。

（六）安全：强化安全意识与措施

作为“5+1”S管理新增的要素，安全在生产过程中具有举足轻重的地位。安全要求企业在生产过程中，始终将员工的安全放在首位，通过制定严格的安全规章制度、提供必要的安全防护设施、加强安全教育培训等手段，确保员工的生命安全和身体健康。同时，安全也要求企业建立完善的安全管理体系，对潜在的安全隐患进行及时排查和整改，防止安全事故的发生。

在“5+1”S管理模式中，这六个要素相互关联、相互促进，共同构成了一个完整的管理体系。整理、整顿、清扫、清洁为物质层面的管理提供了指导，而素养和安全则为精神层面的管理提供了保障。通过实施“5+1”S管理模式，企业不仅可以改善工作环境、提高工作效率，还可以提升员工素质、增强安全意识，从而实现企业的可持续发展。

此外，“5+1”S管理模式的特点还体现在其普遍适用性和持续改进性上。无论是制造业、服务业还是其他行业，都可以通过实施“5+1”S管理模式来提升管理水平。同时，“5+1”S管理并非一劳永逸的工作，而是一个持续改进的过程。企业需要不断检查、评估和调整管理策略，以适应外部环境的变化和内部需求的发展。

“5+1”S管理模式以其独特的内涵和特点，为企业提供了一种有效的管理工具。通过实施这一模式，企业可以优化工作环境、提高工作效率、提升员工素质、增强安全意识，从而实现企业的长远发展。

二、“5+1”S在医院现场管理中的应用实践

医院作为提供医疗服务的场所，其现场管理的效率和水平直接关系到患者的就医体验和医疗质量。近年来，“5+1”S管理模式逐渐被引入医院现场管理中，以其独特的管理理念和实践方法，为医院现场管理的优化提供了有力支持。

（一）医院现场管理中“5+1”S的引入与实施

随着医疗行业的不断发展和患者需求的日益多样化，医院面临着越来越高的管理要求。为了提高医院现场管理的效率和水平，许多医院开始引入“5+1”S管理模式。这一模式的引入并非简单地照搬套用，而是需要结合医院的实际情况进行有针对性的调整和优化。在实施过程中，医院需要成立专门的推进团队，制定详细的实施方案和时间表，并通过培训、宣传等手段，确保全体员工对“5+1”S管理模式的理念和方法有深入的理解和掌握。

（二）整理与整顿在医疗环境优化中的应用

整理与整顿是“5+1”S管理模式的基础步骤，其在医院现场管理中的应用主要体现在医疗环境的优化上。通过全面检查医疗场所，区分必需品和非必需品，并合理规划物品的摆放位置和方式，医院可以消除现场的无用之物和混乱状态，为患者和医护人员创造一个整洁、有序的医疗环境。这不仅有助于提升患者的就医体验，还能提高医护人员的工作效率，减少因物品混乱导致的医疗事故和差错。

（三）清扫与清洁在医疗卫生保障中的应用

清扫与清洁是“5+1”S管理模式中保障环境卫生的重要步骤。在医院现场管理中，清扫与清洁的应用对保障医疗卫生安全具有重要意义。通过定期的清扫工作，医院可以彻底清除医疗场所的灰尘、污垢和细菌等有害物质，降低医院感染的风险。同时，通过制定清洁标准和检查制度，医院可以确保医疗环境的持续清洁和卫生，为患者提供一个安全、放心的就医环境。

（四）素养提升在医疗团队建设中的体现

素养是“5+1”S管理模式的核心要素之一，其在医院现场管理中的应用主要体现在医疗团队的建设上。通过持续的培训和引导，医院可以提升医护人员的自律性和责任感，使他们能够自觉遵守规章制度，主动发现问题并解决问题。这不仅有助于提升医疗团队的整体素质和能力水平，还能增强团队的凝聚力和向心力，为医院的长远发展奠定坚实基础。

（五）安全管理在医院现场管理的核心地位

安全作为“5+1”S管理模式的新增要素，在医院现场管理中具有核心地位。医院作为一个特殊的公共场所，其安全管理涉及患者和医护人员的生命安全以及医院的财产安全。因此，医院在实施“5+1”S管理模式时，需要特别关注安全管理的落实。通过制定严格的安全规章制度和操作规程，加强安全设施的建设和维护，以及开展定期的安全检查和演练等活动，医院可以确保医疗过程的安全可控，降低安全事故的发生风险。

（六）“5+1”S在医院现场管理中的持续改进

“5+1”S管理模式并非一劳永逸的工作，而是一个持续改进的过程。在医院现场管理中，持续改进的理念尤为重要。医院需要定期对“5+1”S管理模式的实施效果进行评估和反馈，及时发现存在的问题和不足，并制定针对性的改进措施。同时，医院还需要关注行业发展和患者需求的变化，不断调整和优化“5+1”S管理模式的应用策略和方法，以适应外部环境的变化和内部需求的发展。

“5+1”S管理模式在医院现场管理中具有广泛的应用前景和实践价值。通过引入和实施这一模式，医院可以优化医疗环境、提升医疗卫生保障水平、加强医疗团队建设、强化安全管理以及实现持续改进等目标。然而，需要注意的是，不同医院在引入“5+1”S管理模式时可能会面临不同的挑战和困难。因此，医院需要结合自身实际情况进行有针对性的调整和优化，以确保“5+1”S管理模式能够在医院现场管理中发挥最大的作用。

三、“5+1”S管理模式推行中的难点与对策分析

“5+1”S管理模式的推行，尽管能够为企业带来诸多益处，但在实际操作过程中也面临着诸多难点。这些难点不仅来自员工理念的转变与习惯的养成，也涉及制度设计、执行力度等多个层面。因此，深入分析这些难点并提出相应的对策，对于确保“5+1”S管理模式的顺利推行至关重要。

（一）员工理念转变与习惯养成的挑战

在推行“5+1”S管理模式的过程中，员工理念的转变与习惯的养成是难点之一。长期以来，员工可能习惯了随意摆放物品、忽视环境清洁等行为，这些固有的习惯在短时间内难以改变。此外，一些员工可能对“5+1”S管理模式的理解不够深入，认为这只是一种形式上的改变，而未能真正理解其背后的管理理念和价值。

为应对这一难点，企业需要通过多种途径加强员工的教育和培训。一方面，可以通过举办讲座、研讨会等形式，向员工深入解读“5+1”S管理模式的内涵和意义，使其真正认识到这一管理模式对提升工作效率、保障安全等方面的重要性；另一方面，企业可以通过制定详细的操作指南和规范，引导员工逐步改变原有的不良习惯，养成符合“5+1”S管理要求的行为习惯。

（二）制度设计与执行力的不足

制度设计与执行力的不足也是推行“5+1”S管理模式过程中的一大难点。一方面，如果企业在推行过程中没有制定完善的制度体系，或者制度设计不合理、缺乏可操作性，那么员工在执行过程中就可能面临诸多困惑和障碍；另一方面，即使有了完善的制度，如果企业缺乏有效的执行力度，或者监督机制不健全，那么制度也可能形同虚设，无法发挥应有的作用。

为解决这一问题，企业需要注重制度设计的科学性和合理性。在制定制度时，应充分考虑企业的实际情况和员工的需求，确保制度既具有指导意义又具有可操作性。同时，企业还应建立健全执行和监督机制，确保制

度能够得到有效的执行和落实。这包括设立专门的监督机构、制定详细的执行计划、建立奖惩机制等。

（三）现场环境复杂性与多变性的应对

医院、工厂等现场环境的复杂性与多变性也给“5＋1”S管理模式的推行带来了不小的挑战。不同的工作区域、不同的设备布局、不同的人员流动等因素都可能影响到“5＋1”S管理的实施效果。此外，随着企业业务的不断拓展和变化，现场环境也可能随之发生变化，这就要求企业能够灵活应对这些变化，及时调整和优化“5＋1”S管理策略。

为应对现场环境的复杂性与多变性，企业需要采取多种措施。首先，企业应对现场环境进行全面、深入的分析和评估，了解不同区域、不同设备的特点和需求，从而制定出更具针对性的管理方案。其次，企业应建立动态调整机制，根据现场环境的变化及时调整和优化管理策略。例如，可以定期对现场环境进行检查和评估，及时发现和解决存在的问题；同时，也可以引入新的管理理念和技术手段，不断提升“5＋1”S管理的水平和效果。

（四）跨部门协作与沟通障碍的突破

在推行“5＋1”S管理模式的过程中，跨部门协作与沟通障碍也是一个不容忽视的难点。由于不同部门之间可能存在职责划分不清、利益冲突等问题，导致在推行过程中难以形成合力，甚至可能出现相互推诿、扯皮等现象。这不仅影响了“5＋1”S管理模式的推行效果，也可能对企业的整体运营造成不利影响。

为突破这一难点，企业需要加强跨部门之间的协作与沟通。首先，企业应明确各部门的职责和权限，避免出现职责不清、重复劳动等问题。其次，企业可以建立定期沟通机制，促进不同部门之间的信息共享和经验交流。例如，可以定期组织跨部门会议或研讨会，让各部门负责人和员工共同探讨“5＋1”S管理模式的推行经验和问题解决方案。此外，企业还可以通过建立激励机制和奖惩制度等方式，鼓励各部门积极参与“5＋1”S管理模式的推行工作。

“5＋1”S管理模式的推行过程中面临着诸多困难。然而，通过深入分析这些难点并提出相应的对策，企业可以逐步克服这些障碍，确保“5＋1”S管理模式的顺利推行并取得实效。这不仅有助于提升企业的管理水平和运营效率，也有助于保障员工的安全和健康，实现企业的可持续发展。

四、“5＋1”S管理成效的评估与提升方法

在推行“5＋1”S管理模式后，对其管理成效的评估与提升是一个持续的过程，它关系到企业能否不断优化现场管理，提升整体运营效率。因此，建立一套科学、系统的评估机制，并采取有效的提升方法，对于确保“5＋1”S管理模式的长期效果至关重要。

（一）管理成效评估体系构建

管理成效评估体系是评价“5＋1”S管理模式推行效果的基础。该体系应包含多个维度，如现场环境的整洁度、工作效率的提升和安全生产的保障等，每个维度下又可细分为具体的评估指标。例如，现场环境的整洁度可以通过物品摆放的整齐度和地面清洁度等指标来衡量；工作效率的提升则可以通过操作时间的缩短和生产成本的降低等指标来反映。

在构建评估体系时，应注重指标的客观性和可操作性，确保评估结果能够真实反映“5＋1”S管理的实际成效。同时，评估体系还应具备动态调整的能力，以适应企业现场环境的变化和管理需求的调整。

（二）量化评估与定性分析结合

在进行管理成效评估时，应采用量化评估与定性分析相结合的方法。量化评估可以通过数据收集和分析，客观反映“5＋1”S管理在各项指标上的改善程度。例如，通过对比推行前后的操作时间、生产成本等数据，可以直观地看出工作效率的提升情况。定性分析则可以通过员工反馈、现场观察等方式，深入了解“5＋1”S管理在员工行为改变、企业文化塑造等方面的隐性成效。

通过将量化评估与定性分析相结合，可以全面、深入地评估“5＋1”S管理的成效，为后续的工作提升提供有力的依据。

（三）成效提升方法的探索与实践

在评估了“5+1”S管理的成效后，企业应积极探索和实践提升管理效果的方法。一方面，可以通过引入先进的管理理念和技术手段，如精益管理、六西格玛等，来进一步优化现场管理流程，提升管理效率；另一方面，可以加强员工培训和教育，提高员工对“5+1”S管理理念的认识和执行力，确保每个员工都能够积极参与到管理提升工作中来。

此外，企业还可以建立激励机制，对在“5+1”S管理工作中表现突出的员工进行表彰和奖励，激发员工的工作积极性和创造力。同时，加强部门之间的沟通与协作，形成合力，共同推动“5+1”S管理的持续改进和提升。

（四）持续改进与循环提升的机制建立

“5+1”S管理是一个持续改进的过程，企业应建立相应的机制来确保管理工作的循环提升。这包括定期对管理成效进行评估和分析，及时发现问题和不足；针对问题制定改进措施并付诸实践；对改进措施的实施效果进行跟踪和反馈；根据反馈结果调整和优化管理措施等。

通过建立持续改进与循环提升的机制，企业可以不断推动“5+1”S管理工作的深入发展，实现管理水平的持续提升和现场环境的持续优化。

（五）注重员工参与与企业文化建设

在“5+1”S管理成效的提升过程中，员工的积极参与与企业文化的建设起着至关重要的作用。企业应注重激发员工的主动性和创造性，鼓励员工提出改进意见和建议。同时，通过加强企业文化建设，营造积极向上、追求卓越的氛围，使“5+1”S管理理念深入人心，成为员工自觉遵守的行为准则。

“5+1”S管理成效的评估与提升是一个系统工程，需要企业从多个方面入手，建立科学、系统的评估体系，采用有效的提升方法，并建立持续改进与循环提升的机制。通过不断努力和实践，企业可以逐步实现现场管理的优化和整体运营效率的提升，为企业的可持续发展奠定坚实基础。

第四节　品管圈

一、品管圈的基本概念与运作机制

品管圈（Quality Control Circle，简称 QCC）作为一种有效的质量管理工具，起源于日本，后在世界范围内得到广泛应用。它强调通过团队协作的方式，运用各种质量控制手段，对生产或服务过程中的问题进行识别、分析和解决，从而实现质量改进和效率提升。

（一）品管圈的定义与特点

品管圈，顾名思义，是一个专注于品质管理的团队圈层。其核心理念在于，通过组成一个小型、自发的团队，成员们共同致力于发现、分析和解决工作中遇到的质量问题。品管圈的特点在于其自主性和协作性，团队成员通常来自同一工作领域，他们凭借自身的专业知识和实践经验，通过集体智慧来推动质量改进。

品管圈的活动通常围绕一个明确的主题或目标展开，这个主题或目标往往与提升产品或服务质量、降低成本、提高工作效率等密切相关。在品管圈的活动过程中，成员们会运用各种质量控制工具和方法，如流程图、因果分析图、检查表等，来系统地分析和解决问题。

（二）品管圈的运作机制

品管圈的运作机制可以概括为以下几个步骤：

1. 组建团队与选定主题

品管圈的成立首先需要组建一支由不同岗位员工组成的团队，确保团队成员具备多样化的知识和技能。随后，团队需要共同讨论并选定一个与工作实际紧密相关的主题，作为品管圈活动的焦点。

2. 现状调查与问题分析

选定主题后，品管圈团队会对现状进行深入的调查和分析，通过收集数据、观察现象、访谈相关人员等方式，全面了解问题的实际状况。在此基础上，团队会运用各种分析工具，如因果图、帕累托图等，对问题进行系统分析，找出问题的根源和关键影响因素。

3. 设定目标与制定对策

根据问题的分析结果，品管圈团队会设定明确的目标，并制定相应的对策措施。这些对策措施旨在消除或减轻问题的影响，提升产品或服务质量。目标的设定应具有可衡量性，以便后续对改进效果进行评估。

4. 对策实施与效果确认

制定对策后，品管圈团队会分工合作，将对策措施付诸实施。在实施过程中，团队会密切关注实施情况，及时调整策略，确保对策的有效性。实施完成后，团队会对改进效果进行评估和确认，通过对比实施前后的数据变化，验证对策的有效性。

5. 标准化与持续改进

对于证明有效的对策措施，品管圈团队会将其纳入标准化操作程序，确保改进措施能够在组织中得以持续实施。同时，团队还会总结经验教训，为未来的品管圈活动提供借鉴。此外，品管圈活动并非一劳永逸，团队需要持续关注工作中的新问题和新挑战，通过持续改进不断提升工作质量。

（三）品管圈在组织中的应用价值

品管圈在组织中的应用价值体现在多个方面。首先，它有助于提升员工的质量意识和参与度，使员工更加关注工作中的质量问题，并积极参与质量改进活动。其次，品管圈活动能够推动组织内部的跨部门协作和沟通，促进信息共享和经验交流。此外，通过品管圈活动，组织可以系统地解决质量问题，提升产品或服务质量的水平，从而增强客户满意度和市场竞争力。

同时，品管圈也是一种有效的员工培训和成长途径。在参与品管圈活动的过程中，员工可以学习到质量控制的理论知识和实践技能，提升自己的专业素养和解决问题的能力。此外，品管圈活动还能够培养员工的团队合作精神和创新能力，为组织的持续发展注入新的活力。

（四）品管圈成功实施的关键因素

要确保品管圈的成功实施，需要关注以下几个关键因素：一是领导层的支持和引导，领导层应积极参与品管圈活动，为团队提供必要的资源和指导；二是团队成员的积极参与和投入，团队成员应具备强烈的责任感和使命感，全身心地投入到品管圈活动中；三是科学的方法和工具的应用，团队应掌握并运用有效的质量控制方法和工具，确保活动的专业性和有效性；四是持续的改进和创新，团队应不断总结经验教训，探索新的方法和思路，推动品管圈活动的持续改进和创新发展。

品管圈作为一种有效的质量管理工具，对提升组织的产品质量和服务水平具有重要意义。通过深入理解品管圈的基本概念与运作机制，并在实际工作中加以应用和推广，可以为组织的持续发展和竞争力的提升做出积极贡献。

二、品管圈在医院质量管理中的应用实践

在医疗行业中，质量与安全是医院管理的核心要素。品管圈作为一种有效的质量管理工具，近年来在医院质量管理中得到了广泛的应用与实践。通过将品管圈理念引入医院管理，可以系统性地解决医疗服务过程中出现的问题，提升医疗质量，保障患者安全。

（一）品管圈在医院质量管理中的实施步骤

在医院质量管理中实施品管圈，通常需要遵循一系列规范的步骤。这些步骤包括：

1. 团队组建与主题选定

医院品管圈团队的组建需要考虑不同科室、不同职能部门的参与，确保团队成员具备多元化的专业背景。团队组建完成后，需要共同讨论并选定与医院质量管理紧密相关的主题，如患者满意度提升、医疗差错率降低等。

2. 现状分析与问题识别

选定主题后，品管圈团队需要对现状进行深入分析，通过收集数据、访谈医护人员和患者等方式，识别医疗服务过程中存在的问题和瓶颈。这

一过程需要运用统计学和质量管理工具，确保问题分析的准确性和客观性。

3. 目标设定与对策制定

在问题识别的基础上，品管圈团队需要设定明确的改进目标，并制定相应的对策措施。这些对策措施应针对问题的根本原因，旨在从根本上解决医疗服务中的质量问题。对策制定过程中需要充分考虑医院的实际情况和资源限制，确保对策的可行性和有效性。

4. 对策实施与效果评估

对策制定完成后，品管圈团队需要按照计划实施对策，并对实施过程进行监控和调整。实施完成后，团队需要对改进效果进行评估，通过对比实施前后的数据变化，验证对策的有效性。评估结果可以为后续的品管圈活动提供宝贵的经验和教训。

5. 标准化与持续改进

对于证明有效的对策措施，医院应将其纳入标准化操作程序，确保改进措施能够在全院范围内得到推广和应用。同时，品管圈团队需要持续关注医疗服务中的新问题和新挑战，通过持续改进不断提升医疗质量。

（二）品管圈在医院质量管理中的具体应用案例

为了更直观地展示品管圈在医院质量管理中的应用效果，以下列举两个具体的应用案例：

1. 提升患者满意度案例

某医院通过品管圈活动，针对患者满意度进行调查和分析，发现患者在就医过程中对医护人员的服务态度、医院环境等方面存在不满。针对这些问题，品管圈团队制定了相应的对策措施，如加强医护人员沟通技巧培训、改善医院环境等。实施对策后，患者满意度得到了显著提升。

2. 降低医疗差错率案例

某医院在品管圈活动中，针对医疗差错问题进行了深入分析。通过收集和分析差错数据，团队发现差错的主要原因包括医护人员操作不规范、沟通不畅等。为此，团队制定了规范操作流程、加强医护人员沟通协作等对策措施。实施这些措施后，医院的医疗差错率得到了有效降低。

（三）品管圈在医院质量管理中的成效分析

品管圈在医院质量管理中的应用实践表明，其对提升医疗质量、保障患者安全具有显著成效。具体表现在以下两个方面：

1. 问题识别与解决能力增强

通过品管圈活动，医院能够系统性地识别医疗服务过程中存在的问题和瓶颈，并制定相应的对策措施加以解决。这有助于提升医院的问题识别与解决能力，推动医疗质量的持续改进。

2. 团队协作与沟通能力提升

品管圈活动强调团队成员之间的协作与沟通，通过共同讨论、制定对策和实施改进，有助于增强团队成员之间的信任与合作。这种团队协作与沟通能力的提升有助于提升医院的整体运营效率和服务质量。

通过品管圈活动，医院可以将有效的对策措施纳入标准化操作程序，确保改进措施能够在全院范围内得到推广和应用。同时，品管圈活动强调持续改进的理念，有助于医院建立长效的质量管理机制。

（四）品管圈在医院质量管理中的存在的问题与对策

尽管品管圈在医院质量管理中取得了显著成效，但在实际应用过程中仍面临一些问题。这些问题包括医护人员参与积极性不高、资源限制等。为解决这些问题，医院可以采取以下对策：

1. 加强宣传与教育

通过加强品管圈理念的宣传与教育，提升医护人员对品管圈活动的认识和理解，激发他们参与品管圈活动的积极性和主动性。

2. 提供资源与支持

医院应为品管圈活动提供必要的资源与支持，如场地、设备、人员等，确保活动的顺利开展。同时，领导层应给予品管圈活动充分的关注与支持，为活动提供有力的组织保障。

三、品管圈活动的组织与实施要点

品管圈活动的组织与实施，是一项涉及多方参与、系统推进的质量管理过程。通过科学的组织和精心的实施，可以确保品管圈活动的高效运行，达到预期的质量改进目标。

（一）品管圈活动的组织策划

品管圈活动的组织策划是确保活动顺利进行的基础。在组织策划阶段，需要明确活动目标、范围、时间节点以及参与人员等关键要素。具体而言，包括以下几个方面的要点：

1. 明确活动目标

活动目标应具体、可衡量，且与组织的整体质量管理目标相一致。通过明确目标，可以为后续活动的开展提供明确的指导方向。

2. 界定活动范围

活动范围应明确界定，包括涉及的部门、岗位以及具体的业务流程等。通过界定范围，可以确保活动的针对性和有效性。

3. 制定详细计划

制定详细的活动计划，包括时间节点、任务分配、资源需求等。通过制定计划，可以确保活动的有序进行和资源的合理利用。

4. 组建专业团队

组建具备相关专业知识和实践经验的品管圈团队，确保团队成员能够胜任活动任务。同时，明确团队成员的角色和职责，促进团队协作和沟通。

（二）品管圈活动的实施流程

品管圈活动的实施流程包括主题选定、现状分析、目标设定、对策制定、实施与评估等关键环节。在实施过程中，需要遵循一定的逻辑顺序和科学方法，确保活动的有效性和可持续性。

1. 主题选定与现状分析

通过广泛征集意见和深入调研，选定与组织质量管理紧密相关的主题。随后，对现状进行深入分析，识别存在的问题和瓶颈，为后续的目标设定与对策制定提供依据。

2. 目标设定与对策制定

根据现状分析的结果，设定具体、可衡量的改进目标。同时，针对存在的问题，制定针对性的对策措施。在对策制定过程中，需要充分考虑可行性、有效性和成本效益等因素。

3. 对策实施与监控

按照制定的对策措施，组织团队成员实施。在实施过程中，需要建立有效的监控机制，及时跟踪和反馈实施情况，确保对策的顺利实施和目标的达成。

4. 效果评估与持续改进

实施完成后，对改进效果进行评估，通过对比实施前后的数据变化，验证对策的有效性。同时，总结活动经验教训，为后续的品管圈活动提供借鉴和参考。此外，还需要建立持续改进的机制，不断推动组织质量管理的提升。

（三）品管圈活动的关键成功因素

品管圈活动的成功实施，离不开一些关键成功因素的支撑。这些因素包括领导支持、团队协作、科学方法应用以及持续改进意识等。

1. 领导支持

领导层的支持和重视是品管圈活动成功的关键。领导层需要提供必要的资源和指导，为活动的顺利开展创造有利条件。同时，领导层还需要通过自身的言行传递对质量管理的重视和承诺。

2. 团队协作

品管圈活动需要团队成员之间的紧密协作和沟通。团队成员需要相互信任、相互支持，共同面对挑战和解决问题。通过团队协作，可以汇聚集体智慧，形成合力，推动活动的成功实施。

3. 科学方法应用

品管圈活动需要运用科学的方法和工具来解决问题和改进质量。团队成员需要掌握一定的质量管理知识和技能，能够熟练运用各种分析工具和方法，确保活动的专业性和有效性。

4. 持续改进意识

品管圈活动强调持续改进的理念。团队成员需要树立持续改进的意识，不断寻求改进的机会和方法，推动组织质量管理的持续提升。同时，还需要建立长效机制，确保改进成果的巩固和拓展。

（四）品管圈活动的挑战与对策

在品管圈活动的组织与实施过程中，可能会面临一些挑战和困难。这些挑战可能来自组织内部的因素，如资源限制、人员配合等；也可能来自外部环境的因素，如市场变化、政策调整等。为了应对这些挑战，需要采取以下的对策和措施。

1. 资源限制

针对资源限制的问题，可以通过优化资源配置、提高资源利用效率等方式来缓解。同时，还可以寻求外部支持和合作，引入更多的资源和专业力量来支持品管圈活动。

2. 人员配合

对于人员配合的问题，可以通过加强沟通、明确职责、建立激励机制等方式来促进团队成员之间的协作和配合。同时，还需要注重团队成员的培训和发展，提升他们的专业素养和综合能力。

3. 外部环境变化

面对外部环境的变化，品管圈团队需要保持敏锐的洞察力和应变能力。通过及时关注市场动态和政策调整，调整活动策略和目标，确保品管圈活动与外部环境的变化保持同步。

四、品管圈成果的评价与持续改进

品管圈活动的成功实施不仅在于过程的严谨与科学，更在于对活动成果的客观评价与持续改进的推动。通过有效的成果评价和持续的改进，可以确保品管圈活动能够不断推动医院质量管理的提升，为患者提供更加优质的医疗服务。

（一）品管圈成果评价的标准与方法

品管圈成果的评价需要遵循一定的标准与方法，以确保评价的客观性和公正性。品管圈活动的首要目标是解决问题、提升质量。因此，对活动成果的评价应首先关注目标的达成情况。通过对比活动前后相关指标的变化，可以直观反映目标的达成度。同时，还可以结合医院整体质量管理的目标，对品管圈活动的贡献度进行评价。

品管圈活动的实施过程应遵循一定的规范与流程。因此，对活动过程的规范性进行评价也是成果评价的重要内容。这包括活动计划的制定、执行与调整情况，团队成员的参与程度和协作情况，以及活动过程中使用的工具和方法的合理性等。

品管圈活动的成果不仅体现在质量的提升上，还应考虑其带来的经济效益和社会效益。经济效益评价可以关注活动实施后医疗成本的降低、资源利用率的提高等方面；社会效益评价则可以关注患者满意度的提升、医疗纠纷的减少等方面。

（二）持续改进的策略与措施

品管圈活动的持续改进是推动医院质量管理不断提升的关键。为了确保持续改进的有效性，需要制定科学的策略和采取切实的措施。

1. 总结经验教训

每次品管圈活动结束后，都应及时总结经验教训，分析活动过程中的优点和不足。通过总结经验教训，可以为后续的品管圈活动提供宝贵的参考和借鉴。

2. 明确改进方向

根据成果评价的结果和总结经验教训，明确品管圈活动的改进方向。这包括进一步优化活动流程、提升团队成员的专业素养、加强与其他部门的协作等方面。

3. 制定改进计划

针对明确的改进方向，制定具体的改进计划。改进计划应包括改进措施、实施时间、责任人等要素，确保改进措施能够得到有效执行。

4. 建立长效机制

持续改进需要建立长效机制来保障。医院应制定相关政策和制度，明确品管圈活动的地位和作用，为活动的持续开展提供有力保障。同时，还应加强品管圈文化的建设，提升全院员工对质量管理的认识和重视程度。

（三）品管圈成果评价与持续改进的关联性分析

品管圈成果评价与持续改进之间存在紧密的关联性。成果评价为持续改进提供了依据和方向，而持续改进则是成果评价的目的和归宿。

首先，通过对品管圈活动的成果进行评价，可以明确活动取得的成效和存在的不足。这些评价结果为后续的改进提供了重要的参考信息，使得改进能够更具针对性和实效性。

其次，持续改进是品管圈活动不断发展的重要动力。通过持续改进，可以不断优化活动流程、提升团队成员的能力水平、加强与其他部门的协作等，从而推动品管圈活动取得更好的成果。这种持续改进的循环过程，使得品管圈活动能够不断适应医院质量管理的新需求和新挑战。

（四）品管圈成果评价与持续改进的实践案例

为了更好地说明品管圈成果评价与持续改进的实践应用，以下将结合具体案例进行分析。

某医院在开展品管圈活动后，通过对比活动前后的数据变化，发现患者满意度得到了显著提升。同时，团队成员在活动过程中也积累了丰富的经验和教训。基于这些成果评价和总结经验，医院决定进一步推进品管圈活动的持续改进。他们优化了活动流程，加强了团队成员的培训和教育，并与相关部门建立了更加紧密的协作关系。通过这些改进措施的实施，医院的质量管理水平得到了进一步提升，患者满意度也持续保持在较高水平。

第五节　失效模式和效应分析

一、失效模式和效应分析的基本原理

失效模式和效应分析（Failure Modes and Effects Analysis，简称FMEA）是一种前瞻性的质量工具，旨在识别产品或过程中潜在的失效模式，评估其对系统性能的影响，并制定相应的预防措施。通过 FMEA，企业可以系统性地减少产品或过程中的潜在风险，提高产品质量和客户满意度。

（一）失效模式的识别与分析

失效模式的识别是 FMEA 的第一步，它涉及对产品或过程的深入理解和细致分析。在这一阶段，需要识别出产品或过程中可能出现的各种失效模式，如性能下降、功能丧失、结构损坏等。对于每一种失效模式，需要分析其产生的原因，如设计缺陷、材料问题、工艺不当等。通过对失效模式的识别与分析，可以初步了解产品或过程中的薄弱环节，为后续的风险评估奠定基础。

（二）失效效应评估

在识别出失效模式后，需要进一步评估这些失效模式对产品或系统性能的影响。这包括评估失效模式对功能、性能、安全性、可靠性等方面的潜在影响，以及这些影响如何传递给最终用户。通过失效效应评估，可以量化失效模式的潜在风险，为制定预防措施提供依据。

（三）风险优先数计算

风险优先数（Risk Priority Number，简称 RPN）是 FMEA 中的一个重要概念，用于量化失效模式的风险程度。RPN 通常由三个因素决定：失效模式发生的频度、探测度和严重度。频度反映了失效模式出现的可能性，探测度反映了失效模式被检测到的难易程度，严重度则反映了失效模式对系统性能的影响程度。通过计算 RPN，可以对不同的失效模式进行优先级排序，从而确定哪些失效模式需要优先处理。

（四）预防措施制定与实施

基于失效模式的识别、效应评估和风险优先数计算，可以制定相应的预防措施。这些措施旨在消除或降低失效模式的发生概率，或减轻其潜在影响。预防措施的制定需要综合考虑技术、经济、可行性等因素，确保措施的有效性和可实施性。实施预防措施后，需要定期对 FMEA 进行更新和验证，以确保其持续有效。

（五）FMEA 与其他质量管理工具的协同应用

FMEA 作为一种前瞻性的质量工具，与其他质量管理工具，如故障树分析（FTA）、根本原因分析（RCA）等具有互补性。通过将 FMEA 与其他工具协同应用，可以形成更加全面和深入的质量管理体系。例如，FTA 可以用于进一步分析复杂系统的失效原因，而 RCA 则可以帮助深入探究失效模式的根本原因。这些工具的协同应用，有助于提升产品质量和降低潜在风险。

（六）FMEA 在持续改进中的应用

FMEA 不仅是一种预防性的质量工具，还在持续改进过程中发挥着重要作用。通过定期更新和验证 FMEA，企业可以及时发现新的失效模式和潜在风险，并制定相应的改进措施。此外，FMEA 还可以作为持续改进的一个切入点，引导企业关注产品和过程中的关键问题，推动质量管理体系的不断完善。

二、失效模式和效应分析在医院风险管理中的应用

在医疗领域，失效模式和效应分析作为一种有效的风险管理工具，被广泛应用于提高医疗服务质量、保障患者安全、减少医疗差错等方面。通过将 FMEA 引入医院风险管理中，医疗机构能够系统性地识别和分析潜在的失效模式，评估其风险程度，并制定针对性的预防措施，从而有效降低医疗风险，提升患者满意度。

（一）医院风险管理中失效模式的识别

在医院风险管理中，失效模式的识别是 FMEA 应用的第一步。医院作为一个复杂的系统，涉及多个部门和环节，如临床诊疗、护理、药品管

理、设备维护等。每个环节都可能存在潜在的失效模式，如诊断错误、用药不当、设备故障等。通过失效模式的识别，医院可以全面梳理各个流程和环节，识别出潜在的失效模式，为后续的风险评估提供基础。

（二）失效模式的效应评估与风险量化

在识别出失效模式后，医院需要进一步对这些失效模式的效应进行评估和风险量化。这包括分析失效模式对患者安全、医疗质量、医院声誉等方面的影响，以及评估失效模式发生的可能性和严重程度。通过效应评估和风险量化，医院可以对不同的失效模式进行优先级排序，确定哪些失效模式需要优先处理，从而合理分配资源和精力。

（三）制定针对性的预防措施

基于失效模式的识别、效应评估和风险量化，医院可以制定针对性的预防措施。这些措施旨在消除或降低失效模式的发生概率，或减轻其潜在影响。例如，对诊断错误这一失效模式，医院可以通过加强医生培训、优化诊疗流程、引入辅助诊断工具等方式来降低其发生概率。对于设备故障这一失效模式，医院可以加强设备维护、定期检测、建立应急预案等方式来减轻其潜在影响。

（四）持续改进与风险管理体系的完善

FMEA 的应用并非一蹴而就，而是一个持续改进的过程。医院在应用 FMEA 进行风险管理时，需要定期回顾和更新 FMEA 分析结果，根据新的数据和经验进行调整和优化。同时，医院还应将 FMEA 与其他质量管理工具和方法相结合，形成一套完整的风险管理体系。通过持续改进和完善风险管理体系，医院可以不断提升医疗服务质量，降低医疗风险，为患者提供更加安全、高效的医疗服务。

（五）FMEA 在提升医院服务质量中的应用

FMEA 的应用有助于医院提升服务质量，主要体现在以下几个方面：一是通过识别和分析潜在的失效模式，医院能够及时发现并改进服务中的不足，从而提升患者满意度；二是通过制定针对性的预防措施，医院能够降低医疗差错和事故的发生率，保障患者安全；三是通过持续改进和风险管理体系的完善，医院能够不断提升自身的竞争力和社会声誉。

（六）FMEA 在医院跨部门协作中的应用

医院作为一个多部门协作的复杂系统，各部门之间的沟通和协作对于风险管理至关重要。FMEA 的应用可以促进医院各部门之间的沟通和协作。通过共同参与失效模式的识别、评估和预防措施的制定，各部门能够更好地理解彼此的工作流程和需求，形成共同的风险管理意识和目标。这种跨部门协作有助于打破部门壁垒，实现资源的优化配置和风险的共同应对。

（七）FMEA 在医院员工培训与教育中的应用

员工是医院风险管理的主体，他们的知识和技能水平直接影响到医院的风险管理水平。医院通过培训员工掌握 FMEA 的基本原理和应用方法，可以提升员工的风险意识和风险管理能力。员工能够运用 FMEA 的方法识别和分析工作中的潜在风险，提出改进措施，从而提升医疗服务的质量和安全性。

（八）FMEA 在医院信息化建设中的融合

随着信息技术的不断发展，医院信息化建设日益成为提升医疗服务质量的重要手段。FMEA 可以与医院信息化建设相融合，通过引入信息化手段来优化 FMEA 的应用过程。例如，医院可以开发 FMEA 管理软件系统，实现失效模式的在线识别、评估、预防措施制定和跟踪等功能。通过信息化建设，医院可以更加高效地应用 FMEA 进行风险管理，提升风险管理的效率和准确性。

失效模式和效应分析在医院风险管理中具有广泛的应用前景和重要作用。通过识别潜在的失效模式、评估其风险程度、制定预防措施以及持续改进风险管理体系，医院可以不断提升医疗服务质量、保障患者安全、降低医疗风险。同时，结合医院实际情况和需求，将 FMEA 与其他质量管理工具和方法相结合，形成具有医院特色的风险管理体系，将有助于医院在激烈的市场竞争中保持优势地位。

三、失效模式和效应分析的流程与方法

失效模式和效应分析作为一种系统化的质量管理工具，其流程与方法的科学性、规范性直接影响其应用效果。

（一）FMEA 的启动与准备阶段

FMEA 的启动与准备阶段是确保分析工作顺利进行的基础。在此阶段，需要明确 FMEA 的目标和范围，确定分析的对象和边界。同时，组建具备专业知识和经验的 FMEA 团队，并进行必要的培训，确保团队成员熟悉 FMEA 的原理、方法和流程。此外，收集和分析相关的数据和信息，为后续失效模式的识别和风险评估提供依据。

（二）失效模式的识别与定义

失效模式的识别与定义是 FMEA 的核心环节。在这一阶段，团队需要深入了解分析对象的结构、功能和运行原理，通过头脑风暴、专家访谈、历史数据回顾等方式，全面梳理潜在的失效模式。对于每个识别出的失效模式，需要进行清晰的定义和描述，包括其表现形式、发生条件、影响范围等，以便于后续的风险评估。

（三）失效模式的效应分析与评估

在识别出失效模式后，需要进一步分析这些失效模式可能带来的效应。这包括评估失效模式对产品或系统性能、安全性、可靠性等方面的影响，以及这些影响如何传递到最终用户。通过效应分析，可以量化失效模式的潜在风险，为制定预防措施提供依据。在评估过程中，需要综合考虑失效模式的严重程度、发生频率和探测度等因素，确保评估结果的准确性和客观性。

（四）风险优先数的计算与排序

风险优先数是 FMEA 中用于量化失效模式风险程度的重要指标。RPN 的计算基于失效模式的严重度、频度和探测度三个维度。团队需要根据实际情况为每个维度设定合理的评分标准，并对每个失效模式进行评分。通过计算 RPN，可以对不同的失效模式进行优先级排序，确定哪些失效模式需要优先处理。排序结果有助于团队合理分配资源，优先解决高

风险失效模式。

（五）预防措施的制定与实施

基于失效模式的识别、效应分析和风险优先数排序，团队需要制定相应的预防措施。预防措施的制定需要综合考虑技术可行性、经济性和实施难度等因素。对于高风险失效模式，需要制定详细的改进方案和实施计划，确保措施的有效性和可实施性。同时，建立监督机制，定期对预防措施的实施情况进行跟踪和评估，确保措施得到有效执行。

（六）FMEA 的更新与持续改进

FMEA 是一个动态的过程，需要随着产品、过程或系统的变化进行更新和持续改进。当产品设计、生产工艺或运行环境发生变化时，团队需要及时对 FMEA 进行更新，以确保其仍然有效。此外，团队还需要定期对 FMEA 进行回顾和审查，总结经验和教训，不断优化 FMEA 的流程和方法。通过持续改进，可以提高 FMEA 的准确性和有效性，为质量管理提供更加有力的支持。

（七）FMEA 与其他质量管理工具的协同应用

FMEA 作为一种重要的质量管理工具，可以与其他工具和方法进行协同应用，以形成更加全面和有效的质量管理体系。例如，FMEA 可以与故障树分析相结合，通过构建故障树来深入剖析失效模式的因果关系；FMEA 还可以与六西格玛管理相结合，通过数据分析和统计方法来优化产品和过程的质量。此外，FMEA 还可以与持续改进、精益生产等理念相融合，推动企业实现质量管理的全面提升。

（八）FMEA 在跨文化环境下的应用与挑战

在全球化的背景下，FMEA 的应用往往涉及跨文化环境。不同文化背景下的团队在 FMEA 的实施中可能面临沟通障碍、思维方式差异等挑战。因此，在跨文化环境下应用 FMEA 时，需要注重文化差异的识别与尊重，加强团队成员之间的沟通与协作，确保 FMEA 的有效实施。同时，还需要关注不同文化背景下对失效模式和风险评估的认知差异，确保评估结果的客观性和准确性。

失效模式和效应分析的流程与方法具有系统性、科学性和动态性等特点。通过明确启动与准备阶段的任务、全面识别与定义失效模式、深入分析效应与评估风险、计算风险优先数并排序、制定并实施预防措施以及不断更新与持续改进等步骤，可以确保 FMEA 的有效实施。同时，结合其他质量管理工具的协同应用以及跨文化环境下的挑战应对，可以进一步提升 FMEA 的应用效果和价值。

四、失效模式和效应分析的风险控制与改进策略

在失效模式和效应分析的过程中，风险控制与改进策略的制定与实施是关键环节，它们直接影响到风险管理的成效和质量的持续提升。以下将对 FMEA 中的风险控制与改进策略进行详细探讨。

（一）风险控制的原理与原则

风险控制是 FMEA 的核心目标之一，它基于风险识别和评估的结果，通过采取一系列措施来降低或消除潜在风险。在风险控制过程中，应遵循预防优先、源头治理、系统性和综合性等原则。预防优先意味着在风险发生前采取预防措施，减少风险发生的可能性；源头治理则强调从风险的根源入手，消除风险产生的根本原因；系统性和综合性则要求风险控制策略应考虑到整个系统或过程，而不是仅仅针对单一环节。

（二）风险控制的策略与措施

在 FMEA 中，风险控制策略的制定需要综合考虑风险的性质、严重程度、发生概率以及可接受的风险水平。常见的风险控制措施包括技术改进、流程优化、人员培训、增强监控与检测等。技术改进可以通过研发新技术或改进现有技术来降低风险；流程优化则通过优化操作流程，减少操作失误和偏差；人员培训可以提高员工的风险意识和操作技能，降低人为因素导致的风险；增强监控与检测则通过加强监控和检测手段，及时发现并处理潜在风险。

（三）风险控制的实施与监控

风险控制策略的制定只是第一步，其有效实施和持续监控同样重要。在实施过程中，应明确责任分工，确保各项措施得到有效执行。同时，建

立风险控制的监控机制，定期对风险控制的效果进行评估和反馈。监控机制可以包括定期的风险审查、数据分析和趋势预测等，以便及时发现并应对新的风险。

（四）持续改进的理念与实践

持续改进是 FMEA 的核心理念之一，它强调在风险控制和质量管理中不断探索、学习和创新。持续改进的实践包括定期回顾 FMEA 分析结果，总结经验教训，识别新的失效模式和风险；同时，鼓励员工提出改进建议，激发团队的创造力和创新精神。通过持续改进，可以不断优化风险控制策略，提高 FMEA 的准确性和有效性。

（五）改进策略的制定依据与评估方法

制定有效的改进策略需要依据 FMEA 的分析结果、风险评估报告以及实际运行中的数据反馈。通过深入分析失效模式的原因和影响，可以确定改进的重点和方向。评估改进策略的有效性则可以通过对比改进前后的风险水平、失效模式的发生率以及产品或服务的质量指标等来实现。同时，还可以运用统计分析和案例研究等方法，对改进策略进行定量和定性的评估。

（六）跨部门协作在风险控制与改进中的作用

跨部门协作在 FMEA 的风险控制与改进中起着至关重要的作用。由于失效模式和风险可能涉及多个部门和环节，因此需要各部门之间密切合作，共同制定风险控制策略和改进措施。通过跨部门协作，可以打破部门壁垒，实现资源共享和信息互通，提高风险控制的效率和准确性。同时，跨部门协作还可以促进团队之间的沟通和交流，增强团队的凝聚力和创新力。

（七）技术应用与创新在风险控制与改进中的推动

随着技术的不断发展，新的技术应用与创新为 FMEA 的风险控制与改进提供了有力支持。例如，利用大数据和人工智能技术可以对海量的数据进行分析和挖掘，发现潜在的失效模式和风险；利用物联网和传感器技术可以实现对设备和系统的实时监控和预警；利用虚拟现实和仿真技术可以对复杂的操作流程进行模拟和优化等。

（八）文化建设与员工参与在风险控制与改进中的作用

企业文化与员工参与对 FMEA 的风险控制与改进同样具有重要意义。通过构建以风险管理为核心的企业文化，可以引导员工树立风险意识，积极参与风险控制与改进工作。同时，鼓励员工提出改进建议和参与决策过程，可以激发员工的积极性和创造力，推动风险控制与改进工作的深入开展。

失效模式和效应分析的风险控制与改进策略是一个系统化、综合性的过程。通过遵循风险控制的原理与原则，制定并实施有效的风险控制策略，结合持续改进的理念与实践，以及跨部门协作、技术应用与创新和文化建设与员工参与的推动，可以不断提升风险管理的水平，确保产品或服务的质量和安全。

第四章　医院文化管理

医院文化管理是现代医院管理的重要组成部分，它涉及医院价值观的塑造、员工行为规范的引导以及医院形象的塑造等多个方面。

其不仅是医院软实力的重要体现，更是提升医院整体竞争力和实现可持续发展的重要保障。

第一节　医院文化管理方法

一、医院文化管理的理论框架

医院文化管理是一个涉及多个学科领域的复杂系统，它要求管理者在深刻理解医院文化的基础上，运用科学的管理理论和方法，对医院文化进行全面、系统的管理。

（一）医院文化的内涵与特征

医院文化作为医院组织内部的一种独特的精神现象，是医院在长期发展过程中形成的共同价值观、行为规范和医院形象的总和。它包括医院的价值观、服务理念、医院精神、道德规范以及医院形象等多个方面。医院文化具有独特性、稳定性、传承性和创新性等特征，是医院区别于其他组织的重要标志。

（二）医院文化管理的原则与目标

医院文化管理的原则主要包括以人为本、系统性原则、适应性原则和持续性原则。这些原则要求医院在文化管理过程中，要尊重员工的主体地位，注重文化管理的整体性和协调性，适应医院内外部环境的变化，以及保持文化管理的连续性和稳定性。医院文化管理的目标则包括塑造积极向上的医院形象、提升员工的凝聚力和归属感、增强医院的竞争力和创新能力等。这些目标体现了医院文化管理的价值和意义，也是医院文化管理实践的指导方向。

（三）医院文化管理的结构与层次

医院文化管理涉及多个结构与层次，包括物质文化层、行为文化层、制度文化层和精神文化层。物质文化层是医院文化的基础，包括医院的建筑风格、设施设备、工作环境等；行为文化层是医院文化的外在表现，包括员工的行为规范、服务态度、沟通技巧等；制度文化层是医院文化的保障，包括医院的组织架构、管理制度、规章制度等；精神文化层是医院文化的核心，包括医院的价值观、医院精神、服务理念等。这些结构与层次相互关联、相互影响，共同构成了医院文化的完整体系。

（四）医院文化管理的过程与机制

医院文化管理的过程包括文化诊断、文化设计、文化实施和文化评估等阶段。文化诊断是对医院现有文化的深入分析和评估，找出文化管理中存在的问题和不足；文化设计是在诊断的基础上，根据医院的发展战略和目标，制定符合医院实际的文化管理方案；文化实施是将设计方案转化为具体的行动和措施，通过培训、宣传、激励等手段推动文化的落地生根；文化评估则是对文化管理效果的定期检查和评价，为持续改进提供依据。在这个过程中，需要建立一套有效的文化管理机制，包括领导机制、保障机制、激励机制和约束机制等，以确保文化管理的顺利进行。

（五）医院文化管理与组织绩效的关系

医院文化管理与组织绩效之间存在密切的关系。一方面，优秀的医院文化能够激发员工的工作热情和创造力，提高员工的满意度和忠诚度，从而增强医院的凝聚力和向心力；另一方面，良好的文化管理能够提升医院的品牌形象和声誉，增强患者对医院的信任度和满意度，进而提高医院的市场竞争力和社会影响力。因此，医院文化管理不仅是提升医院软实力的重要手段，也是实现医院可持续发展的关键因素。

（六）医院文化管理的创新与发展

随着社会的不断进步和医疗改革的不断深入，医院文化管理需要不断创新与发展。一方面，要积极探索新的文化管理理念和方法，引入现代管理科学的新成果和新技术，提升文化管理的科学性和有效性；另一方面，要注重文化管理的开放性和包容性，吸收借鉴其他优秀组织的文化管理经验和做法，形成具有自身特色的文化管理模式。同时，还要加强文化管理的国际交流与合作，推动医院文化管理的国际化进程。

医院文化管理的理论框架是一个涉及多个方面的复杂体系。通过深入研究和探讨医院文化的内涵与特征、文化管理的原则与目标、结构与层次、过程与机制、组织绩效以及文化管理的创新与发展等方面的问题，可以为医院文化管理的实践提供有力的理论支撑和指导。在未来的医院文化管理中，应更加注重理论的创新和实践的探索，不断提升医院文化管理的水平和效果，为医院的健康发展提供坚实的文化保障。

二、医院文化管理的实施步骤

医院文化管理的实施步骤是确保医院文化理念得以有效贯彻、文化行为得以规范实施的关键环节。以下是对医院文化管理实施步骤的详细阐述，旨在通过科学、系统的管理过程，推动医院文化的深入发展。

（一）文化理念梳理与明确

在医院文化管理的实施过程中，首先需要对医院现有的文化理念进行梳理和明确。这一步骤包括回顾医院的发展历程，总结医院在长期实践中形成的价值观、服务理念等文化元素。通过文献研究、员工访谈等方式，深入了解医院文化的内涵和特点，确保对医院文化有全面、准确的认识。在此基础上，结合医院的发展战略和目标，对文化理念进行提炼和升华，形成具有医院特色的文化理念体系。

（二）文化需求分析与规划

文化需求分析与规划是医院文化管理实施的重要前提。在这一环节中，需要对医院内部员工和外部患者的文化需求进行深入分析。通过问卷调查、座谈会等方式，收集员工和患者对医院文化的期望和建议，了解他们对医院文化的认知程度和满意度。同时，结合医院的发展战略和市场环境，对医院文化的未来发展方向进行规划。明确医院文化建设的目标、任务和措施，为文化管理的实施提供明确的指导。

（三）文化传播与推广

文化传播与推广是医院文化管理实施的关键环节。在这一步骤中，需要通过多种渠道和方式，将医院的文化理念传播给全体员工和外部公众。利用医院内部宣传栏、网站、微信公众号等媒体平台，发布医院文化建设的最新动态和成果，增强员工对医院文化的认同感和归属感。同时，通过举办文化活动、开展文化培训等方式，提高员工对医院文化的理解和应用能力。此外，还可以加强与外部媒体的合作，扩大医院文化的影响力，提升医院的品牌形象和社会声誉。

（四）文化行为规范与引导

文化行为规范与引导是医院文化管理实施的核心内容。在这一步骤中，需要制定符合医院文化理念的行为规范，明确员工在工作中的行为准则和职业道德要求。通过制定员工手册、行为指南等文件，将文化理念转化为具体的行为标准，引导员工在日常工作中践行医院文化。同时，建立激励机制和约束机制，对符合医院文化要求的员工进行表彰和奖励，对违反文化理念的行为进行批评和纠正。通过正反两方面的激励和约束，促进员工形成符合医院文化的行为习惯。

（五）文化制度建设与完善

文化制度建设与完善是医院文化管理实施的保障措施。在这一步骤中，需要根据医院文化理念的要求，对现有的管理制度进行梳理和修订。将文化理念融入医院的各项管理制度中，确保制度与文化的高度契合。同时，建立文化管理的长效机制，包括文化建设的定期评估、反馈和改进机制等，确保文化管理的持续性和有效性。此外，还要加强文化管理的组织保障，明确文化管理的职责和分工，确保各项文化管理措施得到有效落实。

（六）文化创新与发展

文化创新与发展是医院文化管理实施的持续动力。在这一步骤中，需要鼓励员工积极参与文化创新活动，提出新的文化理念和创意。建立文化创新的激励机制，对在文化创新中做出突出贡献的员工进行表彰和奖励。同时，关注行业内外文化发展的新动态和新趋势，及时将先进的文化理念和方法引入到医院文化管理中。通过不断创新与发展，推动医院文化与时俱进，保持活力和竞争力。

（七）文化管理效果评估与反馈

文化管理效果评估与反馈是医院文化管理实施的重要环节。在这一步骤中，需要定期对医院文化管理的效果进行评估，了解文化建设的进展情况和存在的问题。通过问卷调查、员工座谈等方式，收集员工对文化管理的意见和建议，为改进文化管理提供依据。同时，建立文化管理的反馈机制，将评估结果及时反馈给相关部门和人员，促进文化管理的持续改进和优化。

医院文化管理的实施步骤是一个系统、复杂的过程，需要医院管理者从理念梳理、需求分析、传播推广、行为规范、制度建设、创新发展和效果评估等多个方面入手，确保医院文化管理的有效实施和持续推进。通过科学、系统的管理过程，推动医院文化的深入发展，为医院的健康发展提供有力的文化支撑。

三、医院文化管理的策略与技巧

在医院文化管理的实施过程中，策略与技巧的运用至关重要。这些策略与技巧不仅能够帮助医院管理者有效地推进文化建设，还能确保医院文化的落地生根，为医院的长期发展奠定坚实的基础。

（一）以价值观为引领

价值观是医院文化的灵魂，是医院员工共同遵守的行为准则。在医院文化管理过程中，应以价值观为引领，将其贯穿于医院管理的各个环节。通过明确医院的价值观，可以统一员工的思想认识，形成共同的价值追求。同时，医院管理者还应注重对价值观的宣传和解读，使员工深入理解其内涵和意义，从而在日常工作中自觉践行。

（二）强化文化认同与归属感

医院文化的形成和发展离不开员工的广泛参与和认同。因此，强化员工对医院文化的认同感与归属感是文化管理的重要策略之一。医院可以通过举办文化讲座、开展文化主题活动等方式，增强员工对医院文化的了解和认识。同时，建立员工参与文化建设的机制，鼓励员工提出自己的意见和建议，使员工成为文化建设的主人翁。此外，医院还可以通过改善员工的工作环境、提高员工的福利待遇等方式，增强员工对医院的归属感和忠诚度。

（三）注重文化创新与传承

医院文化管理既需要创新也需要传承。在创新方面，医院应密切关注医疗行业的最新动态和发展趋势，结合医院的实际情况，不断推陈出新，形成具有医院特色的文化元素。同时，医院还应注重传承医院的历史文化和优良传统，将其融入医院文化的建设中，形成医院独特的文化底蕴。通过文化创新与传承的结合，可以推动医院文化的不断发展和完善。

（四）构建良好的文化沟通机制

有效沟通是医院文化管理成功的关键。医院应建立畅通的沟通渠道，确保员工之间、部门之间以及员工与管理者之间的信息畅通无阻。通过定期召开员工大会、开展座谈会等方式，及时了解员工对医院文化的看法和建议，收集员工的反馈意见，为文化管理的改进提供依据。同时，医院管理者还应注重与员工的个人沟通，关心员工的工作和生活，增强员工对医院的信任感和归属感。

（五）实施文化激励与约束机制

激励与约束机制是医院文化管理的重要手段。通过设立文化奖励机制，对在文化建设中表现突出的员工进行表彰和奖励，可以激发员工参与文化建设的积极性和主动性。同时，建立文化约束机制，对违反医院文化理念的行为进行批评和纠正，可以维护医院文化的严肃性和权威性。在实施激励与约束机制时，医院应注重公平、公正和公开的原则，确保机制的有效性和可持续性。

（六）加强文化培训与教育

文化培训与教育是提高员工文化素养、推动医院文化落地的重要途径。医院应定期开展文化培训活动，邀请专家学者或医院内部的文化骨干进行授课，帮助员工深入理解医院文化的内涵和意义。同时，医院还可以通过举办文化沙龙、开设文化课程等方式，为员工提供多元化的学习平台。通过加强文化培训与教育，可以提升员工的文化素养和综合素质，为医院文化建设提供有力的人才保障。

（七）营造积极向上的文化氛围

文化氛围是医院文化管理的重要组成部分。医院应通过营造积极向上的文化氛围，激发员工的工作热情和创造力。具体而言，医院可以通过美化医院环境、提升服务质量、开展文体活动等方式，营造温馨、和谐、富有活力的文化氛围。同时，医院还应注重塑造良好的医院形象，提升医院的社会声誉和影响力，为医院文化的建设营造良好的外部环境。

（八）利用新媒体提升文化传播效果

在新媒体时代，医院应充分利用新媒体平台，提升文化传播的效果和覆盖面。通过建立医院官方网站、微信公众号、微博等新媒体平台，发布医院文化的最新动态和成果，增强员工和社会公众对医院文化的了解和认识。同时，医院还可以通过新媒体平台开展互动交流活动，收集员工和社会公众的意见和建议，为文化管理的改进提供依据。

医院文化管理的策略与技巧涉及多个方面，包括以价值观为引领、强化文化认同与归属感、注重文化创新与传承、构建良好的文化沟通机制、实施文化激励与约束机制、加强文化培训与教育、营造积极向上的文化氛围以及利用新媒体提升文化传播效果等。这些策略与技巧的运用需要医院管理者在实践中不断探索和完善，以确保医院文化管理的有效实施和持续推进。

四、医院文化管理的成效评估

医院文化管理的成效评估是检验文化建设成果、指导未来文化发展方向的关键环节。通过科学、系统的评估方法，可以对医院文化管理的效果进行客观、全面的分析，为医院文化管理的持续优化提供决策依据。

（一）评估目标与指标体系的构建

医院文化管理成效评估的首要任务是明确评估目标，并构建与之相适应的指标体系。评估目标应围绕医院文化建设的核心要素和预期效果进行设定，如员工文化认同度、患者满意度、医院品牌形象等。在此基础上，构建包括定量指标和定性指标在内的综合指标体系，确保评估的全面性和准确性。定量指标可以通过问卷调查、数据分析等方式获取，如员工满意度调查得分、患者投诉率等；定性指标则可以通过深入访谈、观察记录等方式进行收集，如员工对医院文化的理解和认同程度、医院文化氛围的感知等。

（二）评估方法的选择与应用

评估方法的选择应根据评估目标和指标体系的特点进行。常用的评估方法包括问卷调查法、访谈法、观察法、案例分析法等。问卷调查法可以快速获取大量数据，适用于对定量指标的评估；访谈法则能够深入了解员工和患者的真实想法和感受，适用于对定性指标的评估；观察法可以直观地了解医院文化氛围和员工行为表现；而案例分析法则可以通过具体案例来反映医院文化管理的实际效果。在评估过程中，应根据实际情况综合运用多种方法，以提高评估的准确性和有效性。

（三）评估数据的收集与分析

评估数据的收集是评估工作的基础。在收集数据时，应确保数据的真实性和可靠性，避免主观臆断和偏见的影响。同时，还应对数据进行有效的整理和分析，提取有用的信息和结论。数据分析可以采用描述性统计、因素分析、相关性分析等方法，以揭示数据背后的规律和趋势。通过对评估数据的深入分析，可以了解医院文化管理的现状、存在的问题以及改进的方向。

（四）评估结果的解读与反馈

评估结果的解读是评估工作的关键环节。在解读评估结果时，应结合医院文化建设的实际情况和目标要求，对评估数据进行深入剖析和解读。通过对比不同指标的变化趋势和差异程度，可以识别出医院文化管理中的优势和不足。同时，还应将评估结果及时反馈给相关部门和人员，以便他们了解文化管理的实际效果，并根据反馈意见进行相应的改进和调整。

（五）评估结果的运用与持续改进

评估结果的运用是医院文化管理成效评估的最终目的。根据评估结果，医院可以制定针对性的改进措施和优化方案，进一步提升医院文化管理的效果。改进措施可以包括加强文化培训、优化文化沟通机制、完善激励机制等。同时，医院还应建立文化管理的长效机制，将文化管理纳入医院的日常管理体系中，确保文化管理的持续性和有效性。

（六）评估过程中的质量控制与伦理规范

在进行医院文化管理成效评估时，质量控制与伦理规范同样不可忽视。评估过程应遵循科学、客观、公正的原则，确保评估结果的准确性和可靠性。同时，评估人员应严格遵守伦理规范，尊重被评估对象的权益和隐私，避免任何形式的利益冲突和偏见影响。此外，评估过程还应接受监督和审查，以确保评估工作的合规性和有效性。

（七）以患者为中心的文化管理成效评估

在医院文化管理的成效评估中，以患者为中心的理念应贯穿始终。患者的满意度和就医体验是衡量医院文化管理效果的重要指标之一。因此，在评估过程中应重点关注患者对医院服务、环境、沟通等方面的感受和评价。通过收集患者的反馈意见和建议，可以了解医院在患者服务方面的不足和改进方向。

医院文化管理的成效评估是一个复杂而系统的过程，科学、有效的评估工作，可以为医院的持续发展提供有力的文化支撑和保障。同时，评估结果的运用与持续改进也是确保医院文化管理不断优化和提升的关键所在。

第二节　医院文化管理考核

一、医院文化管理考核的指标体系

医院文化管理考核的指标体系是医院文化建设成效的重要衡量标准，其构建应遵循科学性、系统性和可操作性的原则，确保考核结果的客观性和公正性。

（一）指标体系的构建原则

构建医院文化管理考核指标体系时，应坚持以下几个原则：一是全面性原则，即指标体系应涵盖医院文化建设的各个方面，包括理念、行为、环境等多个维度；二是具体性原则，指标应具体、明确，能够直接反映医院文化建设的实际情况；三是可衡量性原则，指标应具有可量化和可比较的特点，便于对医院文化建设成果进行客观评价；四是动态性原则，指标体系应随着医院文化建设的不断发展而动态调整。

（二）指标体系的构成要素

医院文化管理考核指标体系由多个要素构成，这些要素相互关联、相互作用。具体而言，指标体系应包括以下几个方面：

第一，理念文化指标。主要考察医院的价值观、使命、愿景等理念文化的普及程度和认同度。具体指标可以包括员工对医院理念的知晓率、认同度以及理念文化在医院日常工作中的体现程度等。

第二，行为文化指标。主要评估医院员工的行为规范、职业道德以及医患沟通等方面的表现。具体指标可以包括员工行为规范遵守情况、医德医风评价和医患沟通满意度等。

第三，环境文化指标。主要考察医院物理环境、人文环境以及信息化建设等方面的情况。具体指标可以包括医院环境整洁度、绿化美化程度、文化氛围营造情况和信息化建设水平等。

第四，制度文化指标。主要评价医院管理制度、文化建设机制以及激励约束机制等方面的完善程度。具体指标可以包括制度建设情况、文化建设活动开展频率及效果、员工激励与约束机制的有效性等。

第五，成果文化指标。主要衡量医院文化建设带来的实际成果和社会影响。具体指标可以包括患者满意度、员工满意度、医院品牌知名度及美誉度、社会贡献度等。

（三）指标体系的权重分配

在构建指标体系时，还需要根据各要素的重要性和实际情况，合理分配各指标的权重。权重分配应遵循重点突出、兼顾全面的原则，既要体现医院文化建设的核心要素，又要考虑各方面的平衡发展。通过科学合理的权重分配，可以确保考核结果的准确性和公正性。

（四）指标体系的量化与操作化

为了便于考核操作和结果分析，需要对指标体系进行量化与操作化处理。具体方法包括制定具体的评分标准、设定合理的评分区间、明确考核数据的收集方式和处理方法等。通过量化与操作化处理，可以使考核工作更加规范、客观、高效。

（五）考核周期与反馈机制

医院文化管理考核应设定合理的考核周期，以便及时了解医院文化建设的进展情况和存在的问题。同时，还应建立有效的反馈机制，将考核结果及时反馈给相关部门和人员，以便他们根据考核结果进行改进和优化。反馈机制应包括考核结果的通报、问题分析、改进措施制定等环节，确保考核工作能够真正发挥推动医院文化建设的作用。

（六）指标体系的动态调整与优化

随着医院文化建设的不断深入和外部环境的变化，指标体系也需要进行动态调整与优化。医院应根据实际情况定期对指标体系进行审查和修订，确保指标体系的时效性和适用性。同时，还应积极借鉴其他医院的成功经验和做法，不断完善和优化自己的指标体系，推动医院文化建设不断迈上新的台阶。

二、医院文化管理考核的方法与流程

医院文化管理考核的方法与流程是确保考核工作科学、规范、有序进行的关键环节。通过明确考核方法、制定详细流程，可以有效评估医院文化建设的成果，促进医院文化的持续优化和发展。

（一）考核方法的选择与应用

在选择医院文化管理考核方法时，应根据医院文化建设的实际情况和目标要求，结合考核指标体系的特点，选择适用的考核方法。常见的考核方法包括问卷调查法、访谈法、观察法、文档分析法等。问卷调查法可以广泛收集员工和患者的意见和反馈，了解他们对医院文化的认知和评价；访谈法可以深入了解医院文化建设过程中的具体情况和问题，获取第一手资料；观察法可以直观了解医院文化的实际表现，如员工行为、环境氛围等；文档分析法则可以通过查阅相关文件、资料，了解医院文化建设的规划和实施情况。

在应用考核方法时，应注重方法的科学性和可操作性，确保考核结果的准确性和可靠性。同时，还应根据考核对象的不同特点，灵活运用多种方法，以获取全面、客观的考核信息。

（二）考核流程的制定与实施

医院文化管理考核流程的制定应遵循系统性和规范性的原则，考核流程应包括以下几个步骤：

第一，准备阶段。明确考核的目的和要求，制定详细的考核计划，确定考核的时间、地点、参与人员等。同时，准备好考核所需的问卷、访谈提纲、观察记录表等工具和材料。

第二，实施阶段。按照考核计划，组织开展考核工作。通过问卷调查、访谈、观察等方式，收集考核信息。在考核过程中，应注重与被考核对象的沟通和交流，确保信息的真实性和准确性。

第三，分析阶段。对收集到的考核信息进行整理、分析和归纳。通过统计分析、对比分析等方法，评估医院文化建设的成果和存在的问题。同时，结合医院文化建设的目标和要求，提出改进和优化的建议。

第四，反馈阶段。将考核结果和分析报告反馈给相关部门和人员，以便他们了解医院文化建设的实际情况和改进方向。在反馈过程中，应注重与被反馈对象的沟通和解释，确保反馈信息的有效传达和理解。

第五，改进阶段。根据考核结果和分析报告，制定具体的改进措施和计划。通过完善医院文化建设的制度、加强员工培训和激励、优化医院环境等方式，推动医院文化的持续优化和发展。

（三）考核标准的确定与量化

为了确保考核结果的客观性和可比性，需要制定明确的考核标准，并对考核指标进行量化处理。考核标准的确定应基于医院文化建设的目标和要求，结合医院的实际情况和发展阶段，制定具体、可衡量的标准。量化处理可以通过设定评分标准、划分等级等方式进行，以便对考核结果进行量化分析和比较。

（四）考核结果的运用与持续改进

考核结果的运用是医院文化管理考核的最终目的。通过考核结果的反馈和分析，可以了解医院文化建设的优势和不足，为持续改进提供有力支持。医院应根据考核结果，及时调整文化建设策略，优化文化管理措施，推动医院文化的不断创新和发展。同时，还应建立长效机制，将文化管理考核纳入医院日常管理体系，确保文化建设的持续性和有效性。

（五）考核过程中的监督与保障

为了确保考核工作的公正、公平和有效，需要建立监督机制，对考核过程进行全程跟踪和监督。监督机制应包括内部监督和外部监督两个方面。内部监督可以由医院内部相关部门负责，对考核工作进行定期检查和评估；外部监督则可以邀请第三方机构或专家参与考核工作，提供客观、独立的评价和建议。此外，还应建立健全保障措施，如加强考核人员的培训和管理、确保考核数据的真实性和完整性等，以提高考核工作的质量和水平。

（六）考核方法的创新与优化

随着医院文化建设的不断深入和外部环境的变化，考核方法也需要不断创新与优化。医院应积极探索新的考核方法和技术手段，如引入大数据、人工智能等现代信息技术进行数据分析和挖掘，提高考核的准确性和效率。同时，还应注重考核方法的科学性和实用性相结合，确保考核工作既符合医院文化建设的实际需求，又能够推动医院文化的持续创新和发展。

三、医院文化管理考核结果的反馈与应用

（一）考核结果的全面反馈

考核结果反馈是医院文化管理考核过程中的一项关键任务。它涉及对考核数据的整理、分析，以及将分析结果以恰当的方式传达给相关部门和人员。在反馈过程中，应注重信息的准确性和完整性，确保被反馈对象能够全面了解医院文化建设的实际情况。

具体而言，考核结果反馈应包括以下几个方面：一是向医院管理层反馈考核结果，为管理决策提供数据支持；二是向医院各科室和部门反馈考核结果，促进各部门之间的协作与沟通；三是向医院员工反馈个人在文化建设中的表现，激励员工积极参与文化建设。

在反馈方式上，可以采用书面报告、会议通报、个别沟通等多种形式，以适应不同对象和场合的需求。同时，反馈过程中应注重与被反馈对象的互动和交流，听取他们的意见和建议，以便进一步完善考核工作。

（二）考核结果的深入分析

对考核结果的深入分析是医院文化管理考核的重要环节。通过对考核结果的深入挖掘和对比分析，可以揭示医院文化建设中的优势与不足，为制定改进措施提供科学依据。

深入分析的内容应包括医院文化建设的整体状况、各部门之间的文化差异、员工对医院文化的认同度等方面。通过对比分析不同指标之间的关联性和差异性，可以找出影响医院文化建设的关键因素和潜在问题。

在分析方法上，可以运用统计学、管理学等多学科的理论和方法，对考核结果进行定量和定性分析。同时，还可以结合医院文化建设的实际情况，采用案例研究、专家咨询等方式，对分析结果进行验证和补充。

（三）考核结果的应用策略

考核结果的应用是医院文化管理考核的最终目的。

在应用策略上，首先，应根据考核结果制定相应的改进措施。针对医院文化建设中存在的问题和不足，提出具体的解决方案和实施计划。其次，应加强医院文化建设的宣传推广。通过举办文化活动、开展文化培训等方式，提高员工对医院文化的认同感和归属感。最后，还应建立激励机制，对在文化建设中表现突出的员工给予表彰和奖励，激发员工的积极性和创造力。

同时，考核结果的应用应注重与医院整体发展战略的衔接。将文化建设与医院的发展目标、业务特点和管理模式相结合，形成具有医院特色的文化体系。

（四）考核结果的持续跟踪与改进

医院文化管理考核并非一蹴而就，而是一个持续不断、循环往复的过程。通过定期对考核结果进行分析和评估，可以及时了解医院文化建设的进展情况和存在的问题。对于已经实施的改进措施，应关注其效果反馈，并根据实际情况进行调整和优化。同时，还应关注医院内外环境的变化，及时调整考核指标和方法，确保考核工作的时效性和有效性。

此外，医院还应建立长效的考核机制。将文化管理考核纳入医院日常管理体系中，与医院其他管理工作相结合，形成相互促进、共同发展的良好局面。

（五）考核结果应用的创新实践

随着医院文化建设的深入发展，考核结果的应用方式也需要不断创新实践。一方面，可以利用现代信息技术手段，如大数据、人工智能等，对考核结果进行深度挖掘和分析；另一方面，可以尝试将考核结果应用于医院的人才选拔和培养机制中，通过将文化考核与绩效考核、能力考核相结合，选拔出既具备专业技能又符合医院文化要求的优秀人才。

此外，还可以探索将考核结果应用于医院的品牌建设和社会责任履行中。通过展示医院在文化建设方面的成果和特色，提升医院的知名度和美誉度。

四、医院文化管理考核的持续改进与优化

医院文化管理考核作为医院管理的重要组成部分，其持续改进与优化是提升医院文化管理水平、促进医院健康发展的关键所在。

（一）考核体系的动态完善

考核体系的完善是医院文化管理考核持续改进的基础。随着医院内外部环境的变化和医院文化建设的不断推进。在完善考核体系的过程中，应注重以下几个方面：一是考核指标的更新与调整，根据医院文化建设的目标和重点，结合医院实际情况，定期对考核指标进行梳理和更新，确保考核指标的科学性和有效性；二是考核标准的细化和量化，通过制定更为详细、具体的考核标准，以及采用量化评分等方式，使考核结果更加客观、公正；三是考核周期的合理设定，根据医院文化建设的实际进展和需要，合理设定考核周期，确保考核工作的及时性和连续性。

（二）考核流程的持续优化

考核流程的优化是提高医院文化管理考核效率和质量的关键。在优化考核流程的过程中，可以采取以下措施：一是简化考核程序，通过合并环节、减少冗余步骤等方式，简化考核程序，提高考核工作的效率；二是强化信息化手段的应用，利用现代信息技术手段，如医院信息管理系统等，实现考核数据的自动化采集、整理和分析，提高考核工作的准确性和效率；三是加强考核过程中的沟通与反馈，通过加强与被考核对象的沟通与互动，及时了解他们的意见和建议，以便对考核流程进行持续改进。

（三）考核结果运用的深化拓展

考核结果的运用是医院文化管理考核的核心环节。在深化拓展考核结果运用的过程中，可以关注以下几个方面：一是将考核结果与医院管理决策相结合，通过深入分析考核结果，为医院管理层的决策提供有力支持，推动医院文化建设的战略实施；二是将考核结果与员工激励相结合，通过设立奖励机制、开展表彰活动等方式，对在文化建设中表现突出的员工进行激励，激发员工的积极性和创造力；三是将考核结果与医院品牌建设相结合，通过展示医院文化建设的成果和特色，增强医院的竞争力。

（四）考核机制的创新与发展

创新是医院文化管理考核持续发展的动力源泉。在创新考核机制的过程中，可以关注以下几个方面：一是探索多元化的考核方法，除了传统的问卷调查、访谈等方式外，还可以尝试引入第三方评估、患者满意度调查等多元化的考核方法，以获取更全面、客观的考核信息；二是加强考核工作的科学性和专业性，通过引入专业评估机构、加强考核人员的培训等方式，提高考核工作的专业性和科学性；三是注重考核工作的前瞻性和创新性，密切关注医院文化建设的发展趋势和热点问题，不断探索新的考核领域和考核指标，以适应医院文化建设的需要。

（五）持续改进的文化氛围营造

医院文化管理考核的持续改进与优化，离不开良好文化氛围的营造。在营造持续改进的文化氛围方面，可以采取以下措施：一是加强宣传教育，通过举办讲座、开展培训等方式，向员工普及医院文化管理考核的理念和方法，提高他们对考核工作的认识和理解；二是建立学习交流机制，鼓励员工之间开展学习交流活动，分享考核工作的经验和做法，促进相互学习和共同进步；三是树立典型示范，对在文化建设中表现突出的集体和个人进行表彰和宣传，树立典型示范，激发员工的荣誉感和归属感。

第三节　医院文化建设实施路径

一、医院文化建设的战略规划

医院文化建设作为提升医院综合实力和核心竞争力的重要手段，其战略规划的制定显得尤为重要。一个科学合理的战略规划，能够为医院文化建设提供明确的目标和路径，确保医院文化建设的有序推进和高效实施。

（一）文化建设的目标设定

在医院文化建设的战略规划中，目标设定是首要环节。目标的设定应具有明确性、可衡量性和可实现性，既要符合医院的整体发展战略，又要体现医院文化的独特性和时代性。通过深入分析医院的使命、愿景和价值观，结合医院的发展阶段和外部环境，可以制定出符合医院实际的文化建设目标。这些目标可以包括提升员工文化认同度、塑造医院品牌形象、改善患者就医体验等方面。

（二）文化建设的内容规划

内容规划是医院文化建设战略规划的核心部分。它涉及医院文化的各个方面，包括精神文化、制度文化、行为文化和物质文化等。在精神文化方面，要提炼和弘扬医院的价值观和医院精神，形成具有独特魅力的医院文化理念；在制度文化方面，要建立和完善符合医院文化理念的规章制度和管理体系，确保医院文化的落地生根；在行为文化方面，要通过培训和引导，使医院员工的行为符合医院文化的要求，形成良好的职业风尚；在物质文化方面，要注重医院环境的营造和设施设备的完善，为患者和员工提供舒适、便捷的就医和工作环境。

（三）文化建设的实施步骤

实施步骤的制定是确保医院文化建设战略规划得以有效执行的关键。在实施过程中，应注重阶段性和层次性，确保各项任务的有序推进。首先，要成立专门的文化建设领导小组，负责统筹协调医院文化建设的各项工作。其次，要制定详细的实施方案和时间表，明确各项任务的具体要求和完成时限。再次，要加强宣传和推广，提高医院员工对文化建设的认识和理解，形成全员参与的良好氛围。最后，要建立监督和考核机制，对文化建设的进展和成效进行定期评估和反馈，确保文化建设的持续推进。

（四）文化建设的资源配置

医院文化建设的实施需要相应的资源支持，包括人力、物力、财力等方面。在战略规划中，应充分考虑资源配置的问题，确保各项建设任务得到有效保障。首先，要加强人才队伍建设，培养和引进一批具有专业素养和文化素养的人才，为医院文化建设提供智力支持。其次，要加大对文化建设的投入力度，确保资金、场地等资源的充足供应。最后，要注重资源整合和优化配置，提高资源利用效率，避免资源浪费。

（五）文化建设的风险评估与应对

在医院文化建设的战略规划中，风险评估与应对是不可忽视的重要环节。由于医院文化建设的复杂性和长期性，可能会面临多种风险和挑战。因此，在制定战略规划时，应对可能出现的风险进行预测和分析，并制定相应的应对措施。这些风险可能包括员工抵触情绪、资金短缺、外部环境变化等。针对这些风险，可以采取加强沟通引导、调整资金预算、灵活调整实施策略等方式进行应对。同时，还应建立风险预警机制，及时发现和处理潜在风险，确保医院文化建设的顺利进行。

（六）文化建设的持续改进与提升

医院文化建设是一个持续不断的过程，需要随着医院的发展和环境的变化而不断调整和完善。因此，在战略规划中应明确文化建设的持续改进与提升机制。这包括定期对文化建设成效进行评估和总结，发现问题和不足并及时进行改进；同时，也要关注医院文化的发展趋势和最新理念，不断更新和完善医院文化的内容和形式。通过持续改进与提升，可以使医院文化始终保持活力和生命力，为医院的可持续发展提供强大支撑。

医院文化建设的战略规划是一个系统性和综合性的过程，需要深入分析医院的实际情况和发展需求，制定符合医院实际的文化建设目标和实施路径。通过科学规划、合理配置资源、有效应对风险以及持续改进提升，可以推动医院文化建设的深入发展，为医院的健康稳定发展和提升核心竞争力提供有力保障。

二、医院文化建设的实施步骤与措施

医院文化建设的实施步骤与措施是确保文化建设工作有序进行并取得实效的关键所在。通过明确实施步骤、细化具体措施，可以有效推动医院文化建设的深入开展，为医院的可持续发展提供有力支撑。

（一）启动阶段：明确目标与原则

医院文化建设的启动阶段，首要任务是明确文化建设的目标和原则。这要求医院管理层深入分析医院发展的实际需求，结合医院自身的特点和优势，制定出符合医院发展战略的文化建设目标。同时，要明确文化建设的基本原则，如以人为本、科学创新、继承与发展相结合等。

（二）准备阶段：组织保障与资源调配

在准备阶段，医院需要成立专门的文化建设领导小组，负责统筹协调文化建设的各项工作。领导小组应明确各成员的职责分工，确保各项工作有人负责、有人落实。同时，要对医院现有的资源进行调配，为文化建设的顺利实施提供必要的保障。

（三）实施阶段：全面推进与重点突破

实施阶段是医院文化建设的核心阶段，也是任务最为繁重、工作最为复杂的阶段。在这一阶段，医院需要全面推进各项文化建设工作，包括精神文化、制度文化、行为文化和物质文化等方面的建设。同时，要注重重点突破，针对医院文化建设的薄弱环节和难点问题，采取有针对性的措施进行解决。这要求医院在文化建设过程中要注重实效性和创新性，不断探索新的方法和途径，确保文化建设工作能够取得实效。

在精神文化建设方面，要深入挖掘医院的历史传统和文化底蕴，通过举办文化活动、开展宣传教育等方式，将这些理念深入人心，成为医院员工共同的价值追求。

在制度文化建设方面，要建立和完善与医院文化理念相契合的规章制度和管理体系。通过修订医院章程、完善管理制度等方式，确保医院文化的落地生根。同时，要加强制度执行的监督和考核，确保各项制度能够得到有效执行。

在行为文化建设方面，要注重引导和规范医院员工的行为。通过制定行为准则、开展职业道德教育等方式，引导员工树立正确的职业观念和行为习惯。同时，要加强对员工行为的监督和管理，及时发现和纠正不良行为，营造积极向上的工作氛围。

在物质文化建设方面，要注重医院环境的营造和设施设备的完善。通过改善医院环境、提升设施设备水平等方式，为患者和员工提供舒适、便捷的就医和工作环境。

（四）评估阶段：效果评价与反馈调整

评估阶段是医院文化建设过程中的重要环节。在这一阶段，医院需要对文化建设的成果进行客观、全面的评估，以了解文化建设的实际效果和存在的问题。评估可以通过问卷调查、访谈、观察等方式进行，收集员工、患者和社会各界对医院文化建设的意见和建议。

基于评估结果，医院需要对文化建设的实施情况进行反馈和调整。对于取得显著成效的方面，要总结经验并加以推广；对于存在的问题和不足，要深入分析原因并制定相应的改进措施。通过不断调整和优化文化建设的实施方案和措施，确保医院文化建设能够持续、健康地发展。

（五）巩固阶段：持续发展与品牌塑造

巩固阶段是医院文化建设实施路径的最后一步，也是确保文化建设成果得以长期保持和不断提升的关键阶段。在这一阶段，医院需要注重文化建设的持续性和长效性，通过不断巩固和提升文化建设成果，形成具有鲜明特色的医院文化品牌。

为实现这一目标，医院需要继续加强文化建设的组织领导和制度建设，确保各项文化建设措施能够得到有效执行和长期坚持。同时，要注重文化建设的创新与发展，不断探索新的文化建设方法和途径，以适应医院发展的新形势和新要求。此外，医院还应积极开展文化交流和合作活动，借鉴其他优秀医院的文化建设经验，不断提升自身的文化软实力和品牌影响力。

通过巩固阶段的努力，医院可以形成独具特色的文化体系，使医院文化成为推动医院发展的强大动力和重要支撑。这不仅有助于提升医院的凝聚力和向心力，增强员工的归属感和责任感，还能提升医院的社会形象和竞争力，为医院的可持续发展奠定坚实基础。

医院文化建设的实施步骤与措施是一个系统性和连续性的过程，需要医院管理层和全体员工的共同努力和持续推进。通过明确目标与原则、组织保障与资源调配、全面推进与重点突破、效果评价与反馈调整以及持续发展与品牌塑造等步骤的实施，可以确保医院文化建设取得实效并为医院的长期发展注入强大动力。

三、医院文化建设的资源整合与利用

（一）内部资源的整合与优化

医院内部资源是文化建设的重要基础，包括人力资源、物质资源、信息资源等。在文化建设过程中，应对这些资源进行全面的梳理和评估，明确各自的优势和不足，进而实现资源的优化配置和高效利用。

在人力资源方面，应充分发掘医院员工的潜能和创造力，通过培训、激励等方式，提升员工对医院文化的认同感和归属感。同时，建立一支专业的文化建设团队，负责医院文化建设的规划、实施和评估，确保各项工作的顺利开展。

在物质资源方面，应注重医院环境的改善和设施设备的更新，为患者和员工提供舒适、便捷的就医和工作环境。同时，合理利用医院的空间布局，打造具有医院特色的文化景观，增强医院的文化氛围。

在信息资源方面，应建立完善的信息收集和反馈机制，及时收集员工、患者和社会各界对医院文化建设的意见和建议，为文化建设的决策提供科学依据。同时，加强医院内部的信息共享和沟通，促进文化理念的传播和实践。

（二）外部资源的引进与利用

在整合内部资源的同时，医院还应积极引进外部资源，为文化建设注入新的活力和动力。外部资源包括行业内的先进经验、社会文化资源、媒体资源等。

通过学习和借鉴行业内的先进经验，医院可以组织员工参加相关的培训和学习活动，了解行业内的最新动态和趋势，吸收其他医院的成功经验，为自身的文化建设提供有益的参考。

社会文化资源是医院文化建设的重要补充。医院可以与当地的文化机构、艺术团体等建立合作关系，共同开展文化活动，丰富医院的文化内涵。同时，可以利用这些资源开展医院文化的宣传和推广。

媒体资源在文化传播方面具有独特的优势。医院可以与媒体机构建立合作关系，通过新闻报道、专题访谈等方式，宣传医院的文化理念和建设成果，扩大医院文化的影响力。同时，可以利用媒体资源收集患者对医院服务的反馈意见，及时改进服务质量，提升患者满意度。

（三）资源利用的效率与效益评估

在资源整合与利用的过程中，必须关注资源利用的效率与效益评估。通过对资源利用情况进行定期评估，可以及时发现存在的问题和不足，进而调整和优化资源配置方案，提高资源利用效率。

评估的内容可以包括资源投入与产出的比例、资源利用对医院文化建设目标的贡献度、资源利用过程中的浪费和损耗情况等。通过定量和定性分析相结合的方法，对资源利用情况进行全面、客观地评估。

基于评估结果，医院可以制定针对性的改进措施，如优化资源配置流程、加强资源使用监管、提高员工资源利用效率意识等。同时，可以建立激励机制，对在资源利用方面表现突出的个人和团队进行表彰和奖励。

（四）创新资源利用模式与途径

随着医院文化建设的不断深入和外部环境的变化，传统的资源利用模式可能无法满足新的需求。因此，医院需要不断创新资源利用模式与途径，首先，医院可以探索多元化的资源利用方式。例如，通过与社会组织、企业等建立合作关系，共同开展文化项目，实现资源共享和互利共赢。同时，可以利用互联网、大数据等现代信息技术手段，拓展文化建设的传播渠道和互动方式，提高文化建设的覆盖面和影响力。

其次，医院应注重资源的循环利用和可持续发展。在文化建设过程中，应尽量减少资源的浪费和损耗，通过合理规划和有效利用资源，实现文化建设的可持续发展。同时，可以关注环保、节能等社会热点问题，将医院文化建设与社会责任相结合，提升医院的社会责任感和公信力。

医院文化建设的资源整合与利用是一个持续不断的过程，需要医院从内部和外部两个层面进行综合考虑和规划。通过整合优化内部资源、引进利用外部资源、评估资源利用效率与效益以及创新资源利用模式与途径等措施的实施，有效推动医院文化建设的深入发展。

四、医院文化建设的成效展示与推广

（一）内部成效展示与认同感提升

医院文化建设的首要任务是提升内部员工的文化认同感。通过多样化的内部展示活动，能够使员工深刻理解和认同医院文化的核心价值，进而形成共同的价值追求和行为规范。

具体而言，医院可以定期举办文化沙龙、主题讲座等活动，邀请专家学者或医院内部的文化建设骨干分享医院文化的理念和实践经验。

此外，医院还可以通过内部宣传栏、医院网站等渠道，定期发布医院文化建设的最新动态和成果，让员工及时了解医院文化的发展方向和取得的成效。同时，鼓励员工积极参与文化建设的过程，提出自己的意见和建议，使医院文化真正成为全体员工共同的精神家园。

（二）外部形象塑造与品牌传播

医院文化建设不仅要在内部形成共识，更要通过有效的外部展示与推广。

在外部形象塑造方面，医院可以注重医院环境的优化和美化，打造具有医院特色的文化景观和标识系统。通过医院建筑、装修风格、标识标牌等方面的设计，展现医院文化的独特魅力和专业形象。

同时，医院可以利用媒体资源，通过新闻报道、广告宣传等方式，向社会广泛传播医院文化的理念和成果。通过讲述医院的故事、展示医院的先进技术和优质服务，让社会大众更加了解医院、信任医院。

此外，医院还可以积极参与社会公益活动，通过履行社会责任来展示医院文化的社会价值和人文关怀。通过组织义诊、健康讲座、扶贫济困等活动，让医院文化深入人心。

（三）成效评估与持续改进

医院文化建设的成效展示与推广并非一蹴而就，而是需要定期进行成效评估，以便及时发现问题、总结经验。

在成效评估方面，医院可以建立科学的评估指标体系，从员工满意度、患者满意度、社会认可度等多个维度对医院文化建设的效果进行量化评估。通过问卷调查、访谈等方式收集数据，运用统计分析方法对数据进行处理和分析，得出客观准确的评估结果。

基于评估结果，医院可以对文化建设工作进行全面审视和反思，发现存在的问题和不足，制定针对性的改进措施。例如，针对员工对医院文化认同感不强的问题，可以加强文化理念的宣传和普及；针对医院形象塑造不够突出的问题，可以优化医院环境设计和媒体传播策略等。

同时，医院还应建立文化建设工作的长效机制，确保各项改进措施能够得到有效执行和长期坚持。

（四）创新展示与推广策略

随着时代的发展和社会的进步，传统的文化展示与推广方式可能已无法满足现代医院的需求。因此，医院需要不断创新展示与推广策略，首先，医院可以充分利用现代信息技术手段，如互联网、社交媒体等，开展线上文化展示与推广活动。通过建设医院官方网站、微信公众号等平台，发布医院文化的最新动态和成果，与社会大众进行互动交流。其次，医院可以探索与其他文化机构或企业的合作模式，共同开展文化展示与推广项目。通过跨界合作，引入新的文化元素和创意，为医院文化建设注入新的活力。例如，与艺术团体合作举办文化艺术节、与媒体机构合作制作医院文化宣传片等。

第四节　医院文化建设改进措施

一、医院文化建设中常见问题的识别与分析

在医院文化建设的实践中，不可避免地会遇到一些问题。这些问题的存在，不仅可能阻碍文化建设的进程，还可能影响医院整体的发展。因此，深入识别与分析医院文化建设中的常见问题，是制定改进措施的基础和前提。

（一）理念认知层面的偏差

在医院文化建设中，理念认知层面的偏差是较为常见的问题之一。这种偏差主要表现在对医院文化建设的内涵、目标和意义理解不足，或者存在误解。一些医院管理者和员工可能将文化建设简单地等同于环境美化、形象包装等表面工作，而忽视了文化建设对提升医院核心竞争力、促进医院可持续发展的深层意义。这种认知偏差可能导致医院文化建设工作缺乏系统性和深入性。

为了纠正这种认知偏差，医院需要加强对文化建设的理念宣传和教育培训，提高全体员工对医院文化的认知和理解。同时，通过案例分享、经验交流等方式，让员工深刻体会到文化建设对医院发展的重要性，从而激发他们参与文化建设的积极性和主动性。

（二）制度保障层面的不足

医院文化建设需要完善的制度保障作为支撑。然而，在实际操作中，一些医院在制度建设方面存在不足，导致文化建设工作难以得到有效落实。这些问题主要表现在以下几个方面：一是缺乏明确的文化建设规划，使得文化建设工作缺乏针对性和系统性；二是文化建设的责任主体不明确，导致工作推进中容易出现相互推诿、责任不清的情况；三是缺乏相应的考核激励机制，使得员工参与文化建设的积极性不高。

为了加强制度保障，医院需要制定详细的文化建设规划，明确文化建设的目标、任务和措施。同时，明确文化建设的责任主体，确保各项工作有人负责、有人推进。此外，建立科学的考核激励机制，将文化建设成果与员工绩效挂钩，激发员工参与文化建设的积极性。

（三）实践执行层面的困境

即使有了正确的理念和完善的制度，医院文化建设在实践执行过程中也可能遇到各种困境。这些困境可能来自内部资源分配不均、员工参与度不高，也可能与外部环境的变化、社会期望的提升等因素有关。例如，医院在推进文化建设时可能面临资金短缺、人力资源不足等实际问题，导致一些文化项目难以实施；或者由于员工对文化建设的理解和认同程度不一，导致文化理念的落地困难。

为了克服这些实践执行层面的困境，医院需要采取多种措施。一方面，加强内部资源的统筹协调，确保文化建设所需资源的有效投入；另一方面，通过加强员工培训、提高员工参与度等方式，增强员工对文化建设的认同感和归属感。同时，医院还应密切关注外部环境的变化和社会期望的提升，及时调整文化建设的策略和方向，以适应时代的发展需求。

（四）评估反馈机制的缺失

医院文化建设需要定期进行评估和反馈，以便及时发现问题、总结经验、调整策略。然而，一些医院在文化建设中缺乏有效的评估反馈机制，导致文化建设工作难以形成闭环管理。

为了建立有效的评估反馈机制，医院需要制定科学的评估标准和方法，定期对文化建设工作进行评估。通过收集员工、患者和社会公众的意见和建议，全面了解文化建设的效果和影响。同时，建立文化建设工作的反馈机制，对评估结果进行分析和总结，及时调整和改进文化建设策略和措施。

（五）文化创新能力的不足

在快速变化的时代背景下，一些医院在文化创新方面存在不足，导致文化建设工作缺乏新意和活力。这主要表现在文化活动的形式单一、内容陈旧，难以吸引员工的参与和兴趣；或者医院在应对新的社会问题和挑战时缺乏创新性的文化理念和解决方案。

为了提升文化创新能力，医院需要鼓励员工积极参与文化创新活动，提供必要的资源和支持。同时，加强与其他医院或文化机构的交流与合作，引进新的文化元素和创意。此外，医院还可以通过开展文化创新竞赛、设立文化创新基金等方式，激发员工的创新热情和创造力。

二、医院文化建设改进的目标与原则

医院文化建设改进的目标与原则，是指导文化建设工作方向和实施策略的重要依据。

（一）改进目标的确立

医院文化建设改进的目标，应紧密结合医院的发展战略和实际需求，体现医院文化的核心价值和发展愿景。具体而言，改进目标包括以下几个方面：一是提升医院文化的凝聚力和向心力，形成共同的价值追求和行为规范，增强员工的归属感和忠诚度；二是强化医院文化的品牌效应，塑造独特的医院形象，提升医院的社会影响力和竞争力；三是优化医院文化环境，营造和谐、积极的工作氛围，提高员工的工作效率和满意度；四是促进医院文化的创新发展，激发员工的创新精神和创造力，推动医院不断与时俱进。

在确立改进目标时，医院需要充分考虑自身的历史传统、资源优势和发展阶段，确保目标的可行性和针对性。同时，目标应具有一定的前瞻性和挑战性，以激发全体员工的积极性和潜力。

（二）改进原则的制定

医院文化建设改进的原则，是指导文化建设工作实施的基本准则。具体而言，改进原则包括以下几个方面：一是坚持以人为本原则，注重员工的主体地位和实际需求，尊重员工的个性和差异，激发员工的积极性和创造力；二是坚持系统性原则，将医院文化建设作为一个系统工程来推进，注重各个环节之间的衔接和协调，确保文化建设工作的整体性和连贯性；三是坚持创新性原则，鼓励文化创新，推动医院文化与时俱进，不断适应新的时代背景和发展需求；四是坚持实效性原则，注重文化建设工作的实际效果和影响，避免形式主义和表面文章，确保文化建设的成果能够真正转化为医院发展的动力。

在制定改进原则时，医院应充分考虑文化建设的长期性和复杂性，确保原则的稳定性和可持续性。同时，原则应具有一定的灵活性和包容性，以适应医院发展过程中可能出现的各种变化和挑战。

（三）目标导向下的策略规划

在明确改进目标与原则的基础上，医院需要进一步规划实施策略，以确保文化建设工作的有序开展。策略规划应紧密围绕改进目标，结合医院实际情况，制定具体的行动计划和措施。首先，加强文化理念的宣传和教育，通过举办讲座、开展培训等方式，提高员工对医院文化的认同感和理解度；其次，完善文化建设的组织架构和制度体系，明确各部门的职责和分工，形成合力推进文化建设的良好局面；再次，开展丰富多彩的文化活动，增强员工的凝聚力和向心力，营造积极向上的工作氛围；最后，加强文化建设的评估和反馈机制，定期对文化建设工作进行检查和总结，及时发现问题并进行调整和改进。

在策略规划过程中，医院应注重策略的可操作性和可衡量性，确保各项措施能够得到有效执行和评估。同时，策略应具有一定的灵活性和适应性，以应对可能出现的各种不确定因素和挑战。

（四）原则指导下的实施保障

为确保医院文化建设改进措施的有效实施，需要建立一套完善的实施保障机制。具体而言，实施保障机制应包括以下几个方面：一是组织保障，建立由医院领导层牵头的文化建设领导小组，负责统筹协调文化建设的各项工作；二是制度保障，制定和完善与文化建设相关的各项规章制度，为文化建设的实施提供制度支撑；三是资源保障，合理配置人力、物力、财力等资源，确保文化建设工作有足够的投入和保障；四是监督保障，建立文化建设工作的监督机制，定期对文化建设工作的进展和成效进行检查和评估，确保各项措施得到有效执行。

在实施保障机制的建设过程中，医院应注重机制的实效性和长效性，确保机制能够持续发挥作用，为文化建设的改进提供有力保障。同时，机制应具有一定的弹性和适应性，以应对可能出现的各种变化和挑战。

医院文化建设改进的目标与原则是指导文化建设工作方向和实施策略的重要依据。通过明确改进目标、制定改进原则、规划实施策略以及建立实施保障机制等措施，医院可以更加科学、系统地推进文化建设工作，为医院的长期发展奠定坚实基础。

三、医院文化建设改进的具体措施与方法

在明确了医院文化建设改进的目标与原则后，需要进一步细化具体的

措施与方法，以确保文化建设的落地生根和持续推进。这些措施与方法应紧密围绕医院文化建设的核心价值和发展需求，结合医院实际情况，形成一套科学、系统、可操作的文化建设实施体系。

（一）强化文化理念的传播与普及

医院文化的核心理念是医院文化建设的灵魂，强化文化理念的传播与普及是文化建设改进措施的首要任务。

具体而言，医院可以通过多种渠道和形式来推广和普及文化理念。例如，定期举办文化讲座、座谈会等活动，邀请专家学者或医院内部的文化建设骨干进行授课和分享，提高员工对文化理念的理解和认同度。同时，利用医院内部网站、微信公众号等新媒体平台，发布文化建设的最新动态、成果和经验，扩大文化建设的影响力和覆盖面。

此外，医院还可以将文化理念融入医院的日常管理和服务中，使其成为员工自觉遵循的行为准则。例如，在医院的规章制度、服务流程等方面体现文化理念的要求，使员工在工作中能够潜移默化地感受到文化的熏陶和影响。

（二）优化文化建设的组织架构与运行机制

医院文化建设的组织架构与运行机制是文化建设工作得以顺利开展的重要保障。医院为了提升文化建设的效率和效果，首先，可以设立专门的文化建设管理部门或机构，负责统筹协调文化建设的各项工作。这个部门或机构应具备专业的文化建设知识和能力，能够制定科学的文化建设规划、推动文化建设的实施和评估文化建设的成效。同时，医院还需要明确各部门在文化建设中的职责和分工，形成合力推进文化建设的良好局面。其次，医院需要建立健全文化建设的运行机制，这包括完善文化建设的决策机制、执行机制和监督机制等。通过制定科学的决策程序和规范的执行流程，确保文化建设的各项工作能够得到有效推进和落实。同时，建立有效的监督机制，对文化建设的进展和成效进行定期检查和评估，及时发现问题并进行改进。

（三）丰富文化活动的形式与内容

文化活动是医院文化建设的重要载体，在形式上，医院可以结合员工的兴趣爱好和实际需求，开展多样化的文化活动。例如，举办文艺演出、体育比赛、书画展览等活动，让员工在轻松愉快的氛围中感受文化的魅力。同时，利用互联网和新媒体技术，开展线上文化活动，如线上知识竞赛、文化征文等，拓宽文化活动的参与方式和渠道。

在内容上，医院应紧密围绕医院的价值观和发展目标，设计具有针对性和实效性的文化活动。例如，开展以“医德医风”为主题的演讲比赛、以“患者至上”为理念的服务技能竞赛等，将文化建设与医院的业务工作相结合，提升员工的职业素养和服务水平。

（四）加强文化建设的评估与反馈

文化建设的评估与反馈是确保文化建设工作持续改进和优化的重要环节。

在评估方面，医院可以制定具体的评估指标和标准，对文化建设的各个方面进行量化评估。例如，通过员工满意度调查、患者满意度调查等方式，了解员工和患者对医院文化的认同度和满意度；通过考察员工的行为规范、服务态度等方面，评估文化建设对员工行为的实际影响。

在反馈方面，医院应建立有效的反馈渠道和机制，及时收集员工、患者和社会公众对文化建设的意见和建议。通过定期召开文化建设座谈会、设立文化建设意见箱等方式，广泛听取各方面的反馈意见。

同时，医院还需要对评估结果进行认真分析和总结，找出文化建设中存在的问题和不足，制定针对性的改进措施。通过不断地评估与反馈，推动医院文化建设工作的持续改进和优化。

（五）提升文化创新能力

文化创新是医院文化建设永葆生机与活力的关键所在。医院可以从以下方面提升文化创新能力。

首先，医院可以鼓励员工积极参与文化创新活动，为员工提供展示才华和创新思维的平台。例如，设立文化创新基金，支持员工开展文化创新项目；举办文化创新大赛，激发员工的创新热情和创造力。

其次，医院可以加强与外部文化机构的合作与交流，引进先进的文化理念和创新成果。通过与其他医院、高校、文化机构等建立合作关系，共同开展文化研究、文化交流等活动，拓宽医院文化建设的视野和思路。

最后，医院还可以利用现代信息技术手段，推动文化建设的数字化转型和创新发展。例如，利用大数据、人工智能等技术手段，对文化建设的数据进行深度挖掘和分析，为文化建设的决策和优化提供科学依据。

医院文化建设改进的具体措施与方法涵盖了多个方面，从理念传播、组织架构优化、文化活动丰富、加强评估反馈到文化创新能力的提升等。这些措施与方法的实施需要医院全体员工的共同努力和持续推进。

四、医院文化建设改进效果的跟踪与评价

在医院文化建设改进措施实施的过程中，对改进效果的跟踪与评价是不可或缺的一环。通过科学、系统的跟踪评价，医院能够及时了解文化建设的进展状况，发现存在的问题和不足。

（一）建立跟踪评价机制

为确保医院文化建设改进效果的跟踪评价工作得以顺利开展，医院需建立一套完善的跟踪评价机制。该机制应明确评价的目标、原则、方法和流程，同时，还需明确评价的责任主体和具体执行人员。

在建立跟踪评价机制的过程中，医院应充分考虑自身的实际情况和文化建设的特点，确保机制符合医院的实际需求和文化建设的发展方向。此外，医院还应定期对跟踪评价机制进行修订和完善，以适应医院文化建设的新变化和新需求。

（二）制定跟踪评价指标体系

跟踪评价指标体系是评价医院文化建设改进效果的重要依据。在制定指标体系时，医院应围绕文化建设的核心价值和发展目标，结合医院的实际情况和业务特点，制定具体、可操作的指标。这些指标应涵盖文化建设的各个方面，如员工满意度、患者满意度、服务质量、品牌形象等，以全面反映文化建设的成效。

同时，医院还应根据指标的重要程度和实际可行性，对指标进行权重分配，确保评价结果的客观性和公正性。此外，医院还应定期对指标体系进行更新和调整，以适应医院文化建设的新发展和新要求。

（三）实施定期跟踪评价

为确保跟踪评价工作的连续性和有效性，医院应实施定期跟踪评价。具体而言，医院可以设定固定的评价周期，如每季度、每半年或每年进行一次评价。在评价过程中，医院应严格按照评价指标体系的要求，对文化建设的各个方面进行量化分析和综合评价。

同时，医院还应注重评价方法的多样性和灵活性，结合问卷调查、访谈、观察等多种方式，收集全面、准确的数据和信息。通过数据分析和比较，医院可以了解文化建设的进展状况，发现存在的问题和不足，为后续的改进工作提供有力支持。

（四）强化跟踪评价结果的运用

跟踪评价结果的运用是跟踪评价工作的关键环节。医院应充分利用评价结果，对文化建设的成效进行客观评估，对存在的问题和不足进行深入分析，制定针对性的改进措施。同时，医院还应将评价结果作为文化建设工作考核和奖惩的重要依据。

此外，医院应注重跟踪评价结果的反馈和沟通。通过向员工、患者和社会公众公布评价结果，展示医院文化建设的成果和进步，增强医院的公信力和社会形象。同时，医院还应积极听取各方面的意见和建议，为文化建设的改进提供新的思路和方向。

（五）加强文化建设持续改进的意识

加强文化建设持续改进的意识至关重要。医院应通过各种途径和方式，加强对员工的文化培训和教育，提高员工对文化建设的认识和重视程度。同时，医院还应建立健全的文化建设激励机制，鼓励员工积极参与文化创新和改进活动，为医院文化建设的持续发展贡献力量。

此外，医院应注重与其他优秀医院的文化交流与学习。通过借鉴其他医院的成功经验和做法，结合自身的实际情况进行改进和创新。

（六）建立文化建设档案管理体系

医院建立文化建设档案管理体系应涵盖文化建设的各个方面和环节，包括文化建设的规划、实施、评估、反馈等全过程。通过档案管理，医院可以系统地记录文化建设的进展和成果，为后续的改进工作提供有力的历史依据和参考。

在建立档案管理体系过程中，医院应注重档案的规范化和标准化管理。制定明确的档案管理规定和操作流程，确保档案的完整性和可追溯性。同时，医院还应加强对档案管理人员的培训和教育，提高其档案管理能力和水平。

医院文化建设改进效果的跟踪与评价是确保文化建设工作持续推进和优化的重要环节。通过建立跟踪评价机制、制定跟踪评价指标体系、实施定期跟踪评价、强化跟踪评价结果的运用、加强文化建设持续改进的意识以及建立文化建设档案管理体系等措施，医院可以全面了解文化建设的进展状况，及时发现存在的问题和不足。

第五章　医院服务质量管理

随着医疗技术的不断进步和患者需求的日益多样化，医院服务质量管理已成为医院管理的重要组成部分。

第一节　医院服务质量概述

一、医院服务质量的定义

在深入探讨医院服务质量管理之前，对医院服务质量进行明确定义与内涵解析，是构建科学、系统的质量管理体系的基础。

医院服务质量，顾名思义，是指医院在为患者提供医疗服务的过程中，表现出的服务水平和满足患者需求的能力。它不仅包括医疗技术的精湛程度，更涵盖了服务态度、服务流程、服务环境等多个方面。从更宏观的角度看，医院服务质量是医院整体实力和竞争力的体现，也是医院在医疗市场中赢得患者信任和满意的关键。

从内涵层面分析，医院服务质量具有多维性、动态性和互动性等特点。多维性体现在服务质量涉及医疗技术、服务态度、服务环境等多个维度，这些维度相互关联、相互影响，共同构成了医院服务质量的完整画面。动态性则体现在医院服务质量随着医疗技术的进步、患者需求的变化以及医院管理水平的提升而不断演变。互动性则强调了医院与患者之间的双向交流与反馈，医院通过提供优质服务满足患者需求，患者则通过反馈和评价促进医院服务质量的持续改进。

二、医院服务质量的内涵

具体来说，医院服务质量的内涵包括以下几个方面：一是医疗技术的专业性和安全性，这是医院服务质量的核心，直接关系着患者的治疗效果和生命安全；二是服务态度的热情和周到，医院员工应以患者为中心，提供温馨和人性化的服务，让患者感受到家的温暖；三是服务流程的便捷和高效，医院应优化服务流程，减少患者的等待时间，提高服务效率；四是服务环境的舒适和整洁，医院应营造温馨、舒适的就诊环境，为患者提供愉悦的就医体验。

值得注意的是，医院服务质量的定义与内涵并非一成不变。随着医疗技术的不断创新和患者需求的日益多样化，医院服务质量也在不断发展和完善。

在理解医院服务质量定义与内涵的基础上，还需深入探讨影响医院服务质量的因素。这些因素包括医院的管理水平、员工的专业素质、服务流程的合理性、医疗设备的先进性等。通过对这些因素的分析和把握，医院可以更有针对性地制定质量管理措施。

同时，还应认识到，提升医院服务质量需要医院全体员工的共同努力和持续改进。医院可以通过加强员工培训、优化服务流程、引进先进医疗设备等措施，逐步提升服务质量水平，赢得患者的信任和满意。

医院服务质量的定义与内涵是一个复杂而多维的概念。它涉及多个方面和层次，需要医院从多个角度进行思考和探索。

二、医院服务质量的重要性与影响因素

医院服务质量作为衡量医院综合实力和竞争力的核心指标，其重要性不言而喻。

医院服务质量的重要性体现在多个方面。首先，它是医院赢得患者信任和市场认可的关键。在医疗市场竞争日益激烈的今天，患者对医院的选择更加趋于理性和挑剔。优质的服务质量能够树立良好的医院形象，吸引更多的患者前来就医，从而为医院带来稳定的客源和经济效益。其次，医院服务质量直接关系到患者的就医体验和健康状况。患者在就医过程中，

不仅需要得到专业的医疗技术治疗，更需要得到温馨、人性化的服务。优质的服务能够减轻患者的焦虑和恐惧，提高患者的治疗依从性和满意度。最后，医院服务质量也是医院实现可持续发展的重要保障。

医院服务质量受到多种因素的影响。从医院内部因素来看，医院的管理水平、员工素质、技术实力、服务流程等都会对服务质量产生直接影响。医院管理水平的高低直接关系着服务质量的稳定性和可持续性；员工素质则决定了其服务态度的热情和周到程度；技术实力是保障医疗服务安全性和有效性的基础；而服务流程的合理性则影响着患者就医的便捷性和高效性。此外，医院的文化氛围、团队协作等也会对服务质量产生潜移默化的影响。从医院外部因素来看，政策法规、市场竞争、患者需求等也会对医院服务质量产生影响。政策法规的制定和实施为医院服务质量提供了规范和保障；市场竞争的激烈程度则促使医院不断提升服务质量以赢得市场份额；患者需求的多样化和个性化则要求医院在服务过程中更加注重患者的体验和感受。

因此，提升医院服务质量，需要从多个方面入手。首先，医院应加强内部管理，提升管理水平和员工素质，优化技术实力和服务流程。通过制定科学的管理制度、加强员工培训、引进先进技术等措施，不断提升医院的服务能力和水平。其次，医院应关注外部环境和市场需求的变化，及时调整服务策略和方向。通过深入了解患者需求和市场动态，不断创新服务模式和方法，以满足患者的多样化需求。最后，医院还应加强与其他医疗机构的合作与交流，共同提升医疗服务质量和水平。通过共享资源、互通有无、互相学习等方式，形成合力效应，推动医疗服务质量的整体提升。

医院服务质量的重要性不言而喻，其受到多种因素的影响。医院应从内部管理、外部环境、市场需求等多个方面入手，不断提升服务质量水平。同时，还应建立完善的服务质量评价体系和反馈机制，以确保服务质量的持续改进和提升。

三、医院服务质量的评价标准与指标体系

医院服务质量的评价标准与指标体系是衡量医院服务质量的重要依

据，它体现了医院服务质量的内在要求和外在表现。

（一）医院服务质量的评价标准

医院服务质量的评价标准是指对医院服务质量进行客观、全面评价所依据的准则和尺度。这些标准既反映了医院服务质量的共性要求，又体现了不同医院之间的个性差异。在构建医院服务质量的评价标准时，应充分考虑以下几个方面：

第一，有效性。医院服务应达到预期的治疗效果，满足患者的医疗需求。有效性评价涵盖了医疗技术的准确性和治疗效果的显著性，是评价医院服务质量的核心指标。

第二，安全性。医院服务应确保患者在接受治疗期间的安全，避免发生医疗事故和差错。安全性评价涉及医疗过程中的风险控制和安全保障措施，是保障患者权益的重要方面。

第三，可及性。医院服务应方便患者获取，包括服务流程的便捷性、服务时间的合理性以及服务地点的可达性等。可及性评价反映了医院服务对患者友好程度的考量。

第四，患者满意度。患者满意度是衡量医院服务质量的重要主观指标，它反映了患者对医院服务的整体感受和认可程度。患者满意度评价可以通过问卷调查、投诉处理等方式进行。

第五，持续改进能力。医院应具备不断改进服务质量的能力，包括质量管理体系的完善、质量改进项目的实施以及员工质量意识的提升等。持续改进能力评价体现了医院对服务质量管理的重视和投入。

（二）医院服务质量的指标体系

医院服务质量的指标体系是对医院服务质量进行具体、量化评价的工具。一个完善的指标体系应涵盖医院服务的各个方面，包括医疗服务、护理服务、管理服务等。

第一，是医疗服务指标。主要反映医院在诊断和治疗方面的能力和水平，如诊断准确率、治愈率、手术成功率、平均住院日等。这些指标能够直接体现医院医疗技术的专业性和效果。

第二，是护理服务指标。关注护理服务的质量和效果，如患者疼痛评估、跌倒发生率、护理服务满意度等。这些指标反映了医院在患者照护和人文关怀方面的表现。

第三，是患者体验指标。涉及患者就医过程中的感受和体验，如服务态度、沟通效果、环境舒适度等。这些指标从患者角度出发，评价医院服务的温馨度和人性化程度。

第四，是管理效率指标。反映医院在管理方面的效率和效果，如床位周转率、医疗资源利用率、管理成本等。这些指标体现了医院在资源管理和成本控制方面的能力。

第五，是学习与成长指标。关注医院在员工培训、科研创新以及质量管理体系建设等方面的投入和成果，如员工培训率、科研成果数量、质量改进项目数量等。这些指标反映了医院在持续改进和长远发展方面的潜力。

在构建指标体系时，应遵循科学性、系统性、可操作性和可比性原则。在构建医院服务质量的指标体系时，还应注意指标之间的关联性和互补性，确保指标体系能够全面、准确地反映医院服务质量的各个方面。同时，指标的量化方法和评价标准应具有可操作性和可比性，以便于对医院服务质量进行客观、公正的评价和比较。

医院服务质量的评价标准与指标体系是医院服务质量管理的重要工具。通过构建科学、合理的评价标准与指标体系，医院可以明确服务质量管理的方向和目标，制定有针对性的改进措施，推动服务质量的持续提升。同时，这些标准和指标也可以作为医院之间比较和交流的依据，促进医院之间的相互学习和共同进步。

然而，需要注意的是，医院服务质量的评价标准与指标体系并非一成不变。随着医疗技术的不断进步和患者需求的不断变化，这些标准和指标也需要不断调整和完善。因此，医院应定期对评价标准与指标体系进行审查和更新，确保其始终与医院服务质量的实际情况和发展趋势保持一致。

四、医院服务质量的提升策略与方向

医院服务质量的提升是医院发展的核心任务，它不仅关乎医院的声誉和经济效益，更直接关系着患者的就医体验和健康福祉。

（一）提升医院服务质量的策略

1. 优化服务流程，提升服务效率

服务流程是医院服务质量的重要体现。通过优化服务流程，可以减少患者的等待时间，提高服务效率。具体策略包括简化挂号、缴费等流程，推广电子病历和自助服务系统，以及优化科室间的协作机制等。这些措施能够提升医院服务的便捷性和高效性，增强患者的就医体验。

2. 加强员工培训，提升服务质量

员工是医院服务质量的直接提供者。通过加强员工培训，可以提高员工的专业技能和服务意识，从而提升服务质量。培训内容包括医疗技术、沟通技巧、服务态度等方面，通过定期培训和考核，确保员工具备提供优质服务的能力。

3. 引进先进设备，提升技术实力

医疗设备的先进程度直接影响着医院的服务质量和治疗效果。因此，医院应积极引进先进的医疗设备和技术，提升技术实力。同时，加强设备的维护和更新，确保设备的正常运行和安全性。

4. 强化质量管理，建立长效机制

质量管理是提升医院服务质量的关键环节。通过建立完善的质量管理体系，制定明确的质量标准和评价体系，可以对医院服务质量进行定期评估和反馈，及时发现问题并采取有效措施进行改进。

（二）医院服务质量提升的方向

1. 个性化服务方向

随着医疗市场的不断发展和患者需求的多样化，医院应提供更具个性化的服务。通过深入了解患者的需求和偏好，制定个性化的治疗方案和服务计划，以满足患者的不同需求。例如，针对老年患者，可以提供专门的老年病房和康复服务；针对儿童患者，可以打造温馨、童趣的就诊环境等。

2. 智能化服务方向

借助现代信息技术，医院可以实现服务的智能化和便捷化。通过应用人工智能、大数据等技术，优化服务流程、提高服务效率，为患者提供更加高效、精准的服务。例如，利用智能导诊系统帮助患者快速找到就诊科室；通过远程医疗技术为患者提供便捷的在线咨询和诊疗服务等。

3. 人性化服务方向

医院服务应更加注重患者的体验和感受，提供更具人性化的服务。这包括优化服务环境、提升服务态度、加强医患沟通等方面。通过营造温馨、舒适的就诊环境，提供热情、周到的服务，增强患者的信任感和满意度。

4. 协同化服务方向

在医疗体系内，医院应与其他医疗机构建立紧密的合作关系，实现资源的共享和优化配置。通过与其他医院、社区卫生服务中心等机构的协同合作，构建完善的医疗服务网络，为患者提供更加全面、连续的服务。

（三）实施策略与方向的注意事项

在提升医院服务质量的过程中，需要注意以下几点：

1. 紧密结合医院实际情况

不同医院在规模、定位、资源等方面存在差异，因此提升服务质量的策略和方向应紧密结合医院的实际情况。医院应根据自身特点和发展目标，制定切实可行的提升计划，避免盲目跟风或一刀切的做法。

2. 注重持续改进与创新

医院服务质量提升是一个持续不断的过程。医院应建立持续改进的机制，不断总结经验教训，及时调整和优化提升策略。同时，鼓励员工积极创新，探索新的服务模式和方法，推动医院服务质量的不断提升。

3. 强化患者参与与反馈

患者是医院服务的直接受益者，他们的意见和反馈对于提升服务质量至关重要。医院应积极邀请患者参与服务质量评价和改进工作，认真听取患者的意见和建议，及时改进服务中的不足之处。同时，通过建立有效的反馈机制，让患者能够方便地表达自己的需求和不满，增强患者的参与感和获得感。

提升医院服务质量需要医院从多个方面入手，制定切实可行的策略和方向。通过优化服务流程、加强员工培训、引进先进设备、强化质量管理等措施，不断提升医院的服务质量和竞争力。同时，注重个性化、智能化、人性化、协同化等服务方向的发展，为患者提供更加优质、高效、便捷的医疗服务。在实施过程中，紧密结合医院实际情况，注重持续改进与创新，强化患者参与与反馈，确保医院服务质量的持续提升。

第二节　质量管理的基本理论

一、质量管理的发展历程与主要流派

质量管理作为组织活动中至关重要的组成部分，其发展历程可以追溯到工业革命的初期。随着时间的推移，质量管理逐渐从简单的质量检验发展到统计质量控制，再到全面质量管理，形成了多个流派和理论。这些流派不仅为质量管理提供了丰富的理论支撑，也为企业实践提供了指导。

（一）质量检验阶段

质量检验阶段是质量管理发展的初级阶段，主要依赖于事后检验来保证产品质量。在这一阶段，质量管理主要关注产品的最终检验，通过检查产品是否符合预定的标准来判断其质量。然而，这种方式的缺点是显而易见的：它无法预防和控制生产过程中的质量问题，且对于大规模生产来说，检验成本高昂且效率低下。

（二）统计质量控制阶段

随着统计学的发展和应用，质量管理进入了统计质量控制阶段。这一阶段强调通过统计方法来预测和控制生产过程中的质量波动。统计质量控制的核心是利用数据分析和概率理论来识别和消除生产过程中的变异因素，从而达到稳定和提高产品质量的目的。该阶段的代表人物之一是美国

工程师休哈特，他提出了控制图的概念，为统计质量控制奠定了理论基础。

（三）全面质量管理阶段

随着市场竞争的加剧和顾客需求的多样化，全面质量管理应运而生。全面质量管理强调全员参与、全过程控制和持续改进，旨在通过提升组织整体的质量意识和能力来提高产品和服务的质量。全面质量管理不仅关注产品的最终质量，还关注质量形成的全过程，包括设计、生产、销售和服务等各个环节。它强调质量管理的系统性、综合性和预防性，通过建立质量管理体系和持续改进机制来提升组织的整体绩效。

（四）主要质量管理流派

在质量管理的发展历程中，形成了多个流派和理论，其中最具代表性的是戴明、朱兰和克劳士比的质量管理理论。

戴明的质量管理理论强调管理的系统性和持续改进，他提出了著名的“14点管理原则”，包括建立恒久目标、改变领导方式、停止依靠检验来保证质量等。戴明的理论强调管理层的领导作用和员工的积极参与，他认为通过改善管理系统和过程可以实现质量的持续提升。

朱兰的质量管理理论则注重质量策划、质量控制和质量改进三个过程的协调与统一。他提出了质量三部曲，即质量策划、质量控制和质量改进，并强调了质量成本的概念，认为通过合理的质量投入可以获得最大的经济效益。朱兰的理论为企业提供了从战略到执行层面的全面质量管理框架。

克劳士比的质量管理理论则强调“零缺陷”的概念，他认为质量是符合要求的，而不是好或坏的问题。克劳士比提出了质量的四个基本原则：质量的定义、质量的系统、质量的工作标准和质量的过程管理。他强调预防胜于检查，通过建立无缺陷的工作环境和文化来实现质量的持续提升。

这些质量管理流派虽然各有侧重，但都强调了质量管理的系统性、综合性和预防性，为企业提供了宝贵的理论和实践指导。

（五）现代质量管理的新趋势

随着科技的不断进步和市场环境的快速变化，现代质量管理呈现出一些新的趋势。一方面，随着信息技术的发展，质量管理逐渐实现了数字化和智能化，通过大数据、人工智能等技术手段来提升质量管理的效率和精度；另一方面，随着顾客需求的多样化和个性化，质量管理越来越注重顾客体验和满意度，强调以顾客为中心的质量管理理念。此外，随着全球化和供应链的日益复杂，质量管理也面临着跨地域、跨文化的挑战，需要更加注重全球视野和跨文化沟通。

二、全面质量管理的基本原理与特点

全面质量管理作为一种先进的质量管理理念和方法，旨在通过全员参与、全过程控制、持续改进等方式，实现组织的质量目标和顾客满意。其基本原理和特点体现了质量管理的系统性、综合性和预防性，为企业的质量管理实践提供了重要的指导。

（一）全面质量管理的基本原理

1. 顾客导向原理

全面质量管理强调以顾客为中心，将顾客的需求和期望作为质量管理的出发点和归宿。通过深入了解顾客的需求和反馈，企业可以精准地把握市场动态，针对性地改进产品和服务，从而提升顾客满意度和忠诚度。

2. 预防为主原理

与传统的事后检验不同，全面质量管理注重预防和过程控制。它强调在产品设计、生产、销售等各个环节中，通过制定严格的标准和程序，预防质量问题的发生。同时，通过持续的监控和评估，及时发现潜在问题并采取有效措施进行纠正，从而确保产品和服务的质量稳定可靠。

3. 全员参与原理

全面质量管理认为质量是全体员工共同的责任，而非仅限于质量部门或个别员工。它倡导全员参与质量管理活动，鼓励员工积极提出改进意见和建议，发挥各自的专长和创造力。通过全员参与，企业可以形成强大的质量改进动力，推动质量管理体系的持续完善。

4. 持续改进原理

全面质量管理强调持续改进是质量管理的永恒主题。它认为质量管理是一个永无止境的过程，需要不断地寻找改进的机会和方法。通过设定明确的质量目标、建立激励机制、开展质量改进项目等方式，企业可以激发员工的创新精神和改进意识，推动质量管理体系的持续进步。

（二）全面质量管理的特点

1. 系统性

全面质量管理将质量管理视为一个系统工程，注重从整体上把握质量管理的各个环节和要素。它将质量策划、质量控制、质量改进等过程有机地结合在一起，形成一个完整的质量管理循环。通过系统性的管理，企业可以确保质量管理体系的协调性和一致性，提升质量管理的效率和效果。

2. 综合性

全面质量管理强调质量管理的综合性，认为质量管理涉及组织的各个方面和层次。它不仅关注产品或服务的质量，还关注组织内部的管理、人员、技术、环境等各个方面的质量。通过综合性的管理，企业可以全面提升组织的整体绩效和竞争力。

3. 预防性

全面质量管理注重预防性和过程控制，旨在通过消除质量问题的根源来预防质量问题的发生。它强调在产品设计、生产、销售等各个环节中，通过制定严格的标准和程序，预防潜在的质量问题。同时，通过定期的内部审计和评审，及时发现潜在的风险和隐患，并采取有效措施进行预防和纠正。

4. 科学性

全面质量管理以科学的方法和手段为基础，强调数据分析和事实决策，运用统计学、管理学、心理学等多学科的知识和方法，对质量管理过程进行科学的分析和评估。通过收集和分析数据，企业可以准确了解质量状况和改进需求，制定有效的改进措施和方案。

5. 动态性

质量管理是一个动态的过程，需要随着市场和环境的变化不断调整和优化。企业保持敏锐的市场洞察力，及时捕捉市场变化和顾客需求的变化，对质量管理体系进行适时的调整和改进。

（三）全面质量管理与其他质量管理方法的关联与区别

全面质量管理与其他质量管理方法如六西格玛、精益管理等存在密切的关联和互补关系。六西格玛注重通过统计方法和数据分析来消除缺陷和提高质量水平，与全面质量管理的预防为主原理相契合。精益管理则强调通过优化流程和减少浪费来提高效率和降低成本，与全面质量管理的系统性和综合性特点相呼应。这些质量管理方法在实际应用中可以相互融合、相互促进，共同推动组织的质量提升和持续改进。

（四）全面质量管理在现代企业中的应用与挑战

在现代企业中，全面质量管理已经成为提升竞争力的重要手段。通过实施全面质量管理，企业可以优化流程、降低成本、提高顾客满意度和市场份额。然而，实施全面质量管理也面临着一些挑战，如员工对变革的抵触、资源的限制以及市场竞争的加剧等。因此，企业需要制定详细的实施计划、加强员工培训、建立激励机制等措施来克服这些挑战，确保全面质量管理的顺利实施和持续改进。

全面质量管理以其系统性、综合性、预防性等特点为企业提供了有效的质量管理框架和方法。通过深入理解其基本原理和特点，并在实践中加以应用和改进，企业可以不断提升质量管理水平，实现可持续发展。

三、六西格玛管理的核心理念与应用

六西格玛管理作为一种追求卓越质量的管理方法，其核心理念在于通过减少变异和缺陷，提高过程和产品的一致性，从而实现持续改进和顾客满意。该方法不仅关注质量控制，更强调质量改进，通过统计工具和方法的应用，识别并消除影响质量的关键因素。

（一）六西格玛管理的核心理念

六西格玛管理强调以事实和数据为依据进行决策。通过对大量数据的收集、分析和处理，企业能够精准地了解当前的质量状况，识别存在的问题和潜在的风险，从而制定有效的改进措施。这种以数据为基础的管理方式有助于减少主观臆断和偏见，提高决策的科学性和准确性。

六西格玛管理的目标是实现过程和产品的零缺陷。通过设定高标准的质量目标，企业能够激发员工的改进意识和创新精神，推动质量管理体系的持续完善。同时，零缺陷的追求也体现了企业对顾客需求的尊重和满足，有助于提升顾客满意度和忠诚度。

六西格玛管理认为质量问题往往源于流程的不合理或不稳定。因此，它强调对业务流程进行深入的分析和优化，消除浪费和不必要的变异，提高流程的效率和稳定性。

六西格玛管理倡导一种持续改进的文化氛围。它鼓励员工积极参与质量改进活动，提出创新性的想法和建议，不断挑战现状、追求卓越。通过持续改进，企业能够不断适应市场变化和顾客需求的变化，保持竞争优势和持续发展。

（二）六西格玛管理的应用方法

1. 定义阶段（Define）

在定义阶段，六西格玛管理强调明确项目的目标、范围和关键成功因素。通过收集和分析顾客需求和业务流程数据，确定改进的重点和方向。同时，建立项目团队和制定详细的项目计划，为后续的改进活动奠定基础。

2. 测量阶段（Measure）

测量阶段的核心是收集和分析数据，以评估当前的质量水平和性能。通过设定关键绩效指标（KPIs），识别影响质量的关键因素和潜在问题。这一阶段的数据收集和分析工作为后续的改进提供了重要依据。

3. 分析阶段（Analyze）

在分析阶段，六西格玛管理运用各种统计工具和技术，如因果图、失效模式与影响分析等，深入剖析问题的根源和影响因素。通过对数据的深入挖掘和分析，找到解决问题的关键点和突破口。

4. 改进阶段（Improve）

改进阶段是针对分析阶段发现的问题制定具体的改进措施和方案。通过设计新的流程、优化操作参数、改进设备等方式，消除问题的根源并提升质量水平。同时，制定详细的实施计划和时间表，确保改进措施的有效落地。

5. 控制阶段（Control）

控制阶段是确保改进成果得以持续和稳定的关键环节。通过制定标准化的操作流程和质量标准，建立有效的监控和评估机制，确保改进措施的长期有效性和稳定性。同时，定期对改进成果进行评估和审查，及时发现并纠正潜在的问题和风险。

（三）六西格玛管理在现代企业中的应用价值

在现代企业中，六西格玛管理已成为提升质量管理水平、增强竞争力的有力工具。通过实施六西格玛管理，企业能够系统性地识别和解决质量问题，优化业务流程、降低成本、提高顾客满意度。同时，六西格玛管理也有助于培养员工的质量意识和改进精神，推动企业形成持续改进的文化氛围。

然而，六西格玛管理的实施也面临一定的挑战，如需要投入大量的人力、物力和财力，需要高层领导的支持和推动，以及需要员工具备较高的统计知识和分析能力等。因此，企业在实施六西格玛管理时，需要综合考虑自身的实际情况和需求，制定合适的实施策略和计划。

（四）六西格玛管理与其他质量管理方法的融合

六西格玛管理与其他质量管理方法如全面质量管理、精益管理等并不是孤立的，而是可以相互融合、相互促进的。全面质量管理强调全员参与和持续改进，为六西格玛管理提供了良好的组织氛围和文化基础；精益管理注重消除浪费和提高效率，与六西格玛管理的流程优化和成本控制目标相契合。通过综合运用这些方法，企业可以形成更加完善的质量管理体系，实现质量管理的全面提升。

四、精益管理在医院质量管理中的应用

精益管理作为一种起源于制造业的管理理念，其核心理念在于通过消除浪费、提高效率，实现医院资源的最大化利用和患者体验的持续优化。

（一）精益管理的核心理念与医院质量管理的契合点

精益管理强调以顾客需求为导向，通过持续改进流程消除浪费，实现价值的最大化。这一理念与医院质量管理的目标高度契合。医院作为服务性机构，其核心目标是提供高质量和高效率的医疗服务，满足患者的健康需求。精益管理通过优化医疗服务流程、降低医疗成本、提高医疗质量，有助于实现医院质量管理的目标。

（二）精益管理在医院流程优化中的应用

精益管理要求对医疗服务流程进行全面深入的分析，识别并消除其中的浪费环节。通过对医疗服务流程的梳理，可以发现诸如等待时间过长、信息传递不畅、重复检查等问题。针对这些问题，可以制定相应的改进措施，如优化患者就诊流程、加强医护人员之间的沟通协作、推广电子病历等，从而缩短患者的等待时间、提高医疗服务效率。

精益管理强调标准化作业的重要性，通过制定标准化的医疗服务流程和操作规范，可以确保医疗服务的稳定性和一致性。同时，精益管理也注重持续改进，鼓励医护人员在日常工作中发现问题、提出改进建议，并通过定期的质量评估和反馈机制，不断优化医疗服务流程，提高医疗质量。

（三）精益管理在降低医院成本中的应用

通过精益管理，医院可以更加精准地预测和规划资源需求，避免资源的过度浪费和闲置。例如，通过对医疗设备使用情况的实时监控和数据分析，可以合理安排设备的维修和更新计划，提高设备的使用效率和寿命。此外，精益管理还可以优化药品与耗材的采购和库存管理，降低库存成本，减少浪费。

精益管理注重成本控制，通过制定详细的成本预算和核算体系，对医院的各项费用进行严格的监控和管理。同时，通过建立绩效评估机制，对医护人员的工作绩效进行量化评估，激励他们积极参与成本控制和质量改

进活动。

（四）精益管理在提升患者体验中的应用

精益管理强调以患者需求为导向，注重从患者的角度出发来设计医疗服务。例如，可以优化挂号、交费、取药等环节，减少患者的等待时间和不便之处；同时，加强医患沟通，提高医疗服务的透明度和可信度。

精益管理注重服务质量的持续改进，通过建立完善的质量管理体系和反馈机制，不断收集和分析患者的反馈意见，及时发现问题并进行改进。同时，鼓励医护人员积极参与质量改进活动，分享经验和教训，形成全员参与、持续改进的良好氛围。

（五）精益管理在医院质量管理中存在的问题与对策

尽管精益管理在医院质量管理中具有广泛的应用前景和优势，但在实际应用过程中也面临一些问题。例如，医护人员对管理改革的抵触情绪、医院文化的惯性影响、资源投入的限制等。为了克服这些挑战，医院需要采取一系列对策措施。首先，加强宣传和培训，提高医护人员对精益管理理念和方法的认识和理解；其次，建立激励机制和考核体系，鼓励医护人员积极参与质量改进活动；最后，加大资源投入和技术支持，为精益管理的实施提供必要的保障和支持。

第三节　医院质量管理的内容和结构

一、医院质量管理的主要内容

医院质量管理，作为保障医疗服务质量与安全的核心机制，涵盖了多个关键领域和维度。

（一）医疗服务流程管理

医疗服务流程是医院质量管理的基础。它涵盖了患者从挂号、就诊、检查、治疗到出院的整个过程。流程管理需关注各个环节的衔接与协调，确保患者信息的准确传递，以及医疗资源的合理分配。同时，通过引入信息化手段，如电子病历、预约挂号系统等，能够进一步提升流程管理的效率和准确性。

（二）医疗质量与安全管理

医疗质量与安全管理是医院质量管理的核心。它涉及医疗服务的各个方面，包括诊断、治疗、手术、用药等。医院需建立完善的医疗质量与安全管理体系，制定严格的医疗规范和操作流程，确保医护人员遵循标准操作，减少医疗差错和事故的发生。此外，还需加强医疗风险的识别和评估，建立有效的风险防控机制，保障患者的安全与健康。

（三）患者体验与满意度管理

患者体验与满意度是衡量医院服务质量的重要指标。医院需关注患者的需求和期望，从患者的角度出发，优化服务流程，提升服务质量。这包括改善就医环境、提升医护人员的服务态度、加强医患沟通等方面。同时，医院还需建立有效的患者反馈机制，及时收集和分析患者的意见和建议，针对问题进行改进，不断提升患者的满意度和忠诚度。

（四）医护人员培训与考核

医护人员是医院质量管理的直接执行者。他们的专业技能和服务态度直接影响医疗服务的质量。因此，医院需加强对医护人员的培训与考核，提升他们的专业素养和服务能力。培训内容应包括医疗知识、操作技能、沟通技巧等方面；考核方式可采用定期考核、绩效评估等方式，激励医护人员不断提升自身水平。

（五）医疗设备与物资管理

医疗设备与物资是医院提供医疗服务的基础保障。医院需建立完善的设备与物资管理制度，确保设备的正常运行和物资的充足供应。这包括设备的采购、验收、使用、维护和报废等各个环节的管理；物资的采购、存储、分发和使用等方面的管理。同时，医院还需加强对设备与物资的质量监控，确保其符合医疗安全标准，减少因设备故障或物资问题导致的医疗风险。

（六）医院信息化建设

在信息化时代，医院质量管理离不开信息化建设的支持。医院需加强信息化建设，提升医院管理的效率和水平。这包括建立电子病历系统、医疗信息管理系统、远程医疗系统等，实现医疗信息的数字化、网络化和智能化。通过信息化建设，医院能够更好地收集、分析和利用医疗数据，为质量管理提供有力支持。

（七）医院文化与团队建设

医院文化与团队建设是医院质量管理的重要组成部分。医院需建立积极向上的文化氛围，倡导团队协作和持续改进的精神。通过组织培训、交流、竞赛等活动，增强医护人员的归属感和凝聚力；同时，加强团队建设，提升团队的协作能力和执行力。一个优秀的团队能够更好地应对各种挑战和问题，为医院质量管理提供有力保障。

（八）持续改进与创新管理

持续改进与创新是医院质量管理的永恒主题。医院需建立持续改进的机制，鼓励医护人员积极参与质量改进活动，发现问题、分析问题、解决问题。同时，医院还需关注医疗行业的最新动态和技术发展，积极引进新技术、新方法，推动医院质量管理的创新与发展。

医院质量管理的内容丰富多样，涉及多个层面和维度。医院需从多个方面入手，加强质量管理，提升医疗服务质量与安全水平。通过不断优化医疗服务流程、加强医疗质量与安全管理、改善患者体验与满意度、提升医护人员素养、加强设备物资管理、推进信息化建设、塑造良好医院文化与团队以及推动持续改进与创新管理，医院能够为患者提供更加优质、安全、高效的医疗服务。

二、医院质量管理的组织结构与职责

医院质量管理作为医院管理体系的核心组成部分，其组织结构与职责的明确划分对保障医疗服务质量、提升患者满意度以及促进医院可持续发展具有重要意义。

（一）医院质量管理委员会

医院质量管理委员会是医院质量管理的最高决策机构，负责制定医院质量管理的总体方针、政策和目标，并监督其实施情况。委员会成员通常由医院高层领导、各科室主任以及质量管理专家组成，确保决策的科学性和权威性。其主要职责包括：①制定医院质量管理战略规划和年度工作计划，明确质量管理的目标和任务；②审议和批准医院质量管理相关的规章制度、操作规范和质量标准；③监督医院各部门的质量管理工作，确保其符合医院质量管理的总体要求；④定期评估医院质量管理工作的成效，提出改进意见和建议；⑤协调解决医院质量管理中出现的重大问题，推动质量管理的持续改进。

（二）质量管理部

质量管理部是医院质量管理的日常执行机构，负责医院质量管理的具体工作。该部门通常由质量管理专家、医疗质量监控人员以及数据分析人员组成，确保质量管理工作的专业性和高效性。其主要职责包括：①制定医院质量管理的具体实施方案和操作规程；②对医院各部门的质量管理工作进行监督和检查，确保其符合医院的质量标准和要求；③收集、整理和分析医院质量管理的相关数据，为决策提供支持；④组织开展质量管理的培训和教育活动，提升医护人员的质量管理意识和能力；⑤及时向医院质量管理委员会报告质量管理工作的进展和存在的问题，并提出改进建议。

（三）科室质量管理小组

科室质量管理小组是医院质量管理的基础单元，由各科室的医护人员组成，负责科室内部的质量管理工作。其主要职责包括：①制定科室质量管理的具体计划和措施，确保科室工作符合医院的质量标准和要求；②对科室内部的医疗服务过程进行监控和评估，及时发现并纠正存在的问题；③组织开展科室内部的质量改进活动，提升医疗服务的质量和效率；④收集科室内部的质量管理数据，定期向医院质量管理部报告；⑤加强与医院质量管理部和其他科室的沟通与协作，共同推动医院质量管理的持续改进。

（四）质量管理支持体系

质量管理支持体系是医院质量管理的重要支撑，包括信息系统、数据分析平台、质量改进工具等。其主要职责是为医院质量管理工作提供技术支持和保障，确保质量管理工作的顺利开展。具体而言，质量管理支持体系应做到以下几点：一是建立完善的信息系统，实现医疗数据的实时采集、存储和分析，为质量管理提供数据支持；二是开发和应用数据分析工具，对医疗质量数据进行深入挖掘和分析，发现潜在问题和改进空间；三是提供质量改进的方法和工具，帮助医护人员识别问题、制定改进措施并跟踪实施效果；四是加强对信息系统的维护和更新，确保其稳定性和安全性，为质量管理提供可靠的技术保障。

（五）质量管理的沟通与反馈机制

有效沟通与反馈机制是医院质量管理不可或缺的一环。医院应建立畅通的信息沟通渠道，确保质量管理信息在各层级、各部门之间及时传递和共享。同时，应建立定期的质量管理会议制度，对质量管理工作进行总结、分析和部署。此外，医院还应建立患者满意度调查、医疗不良事件报告等反馈机制，及时收集患者和医护人员的意见和建议，为质量管理的持续改进提供依据。

（六）质量管理的考核与激励机制

为确保医院质量管理工作的有效实施，应建立科学的考核与激励机制。医院应制定明确的质量管理考核指标和评价标准，定期对各部门的质量管理工作进行考核和评估。同时，应建立与质量管理绩效相挂钩的奖惩机制，对在质量管理工作中表现突出的部门和个人给予表彰和奖励，对存在问题的部门和个人进行督促和整改。通过考核与激励机制的建立，可以激发医护人员参与质量管理的积极性和主动性，推动医院质量管理的持续改进和提升。

医院质量管理的组织结构与职责是确保医院质量管理工作有效实施的重要保障。通过明确各层级、各部门的职责和任务，建立完善的质量管理支持体系、沟通与反馈机制以及考核与激励机制，可以形成合力，共同推动医院质量管理工作的深入开展和持续改进。

三、医院质量管理的制度与流程

医院质量管理的制度与流程是确保医疗服务质量稳定提升的关键要

素，它们为医院的各项质量管理活动提供了明确的指导和规范。

（一）医院质量管理制度建设

制度建设是医院质量管理的基础，它涵盖了医院在质量管理方面的各项规定和准则。这些制度旨在确保医院各项工作的规范化、标准化和高效化，从而保障医疗服务的质量和安全。

1. 质量标准与规范制定

医院应依据国家相关法律法规、行业标准以及医院自身实际情况，制定全面、细致的质量标准与操作规范。这些标准与规范应涵盖医疗服务的各个环节，包括诊断、治疗、护理、康复等，确保医疗服务过程中的每一步都符合质量要求。

2. 质量管理制度体系构建

医院应建立包括医疗质量管理、护理质量管理、药事质量管理、医院感染管理、医疗设备管理等在内的全面质量管理制度体系。这些制度应明确各部门、各岗位的职责和权限，确保质量管理工作的有序开展。

3. 质量管理制度的更新与修订

随着医疗技术的不断进步和医院发展需求的变化，质量管理制度应定期进行更新和修订。医院应建立制度修订的常态化机制，及时将新的理念、技术和方法纳入制度体系，确保制度的先进性和适用性。

（二）医院质量管理流程优化

流程管理是医院质量管理的重要组成部分，它关注医疗服务过程中的各个环节和步骤，通过优化流程来提高服务效率和质量。

1. 医疗服务流程梳理

医院应对现有的医疗服务流程进行全面梳理，识别出流程中的瓶颈和问题。通过流程分析，确定流程的改进点和优化方向，为后续的流程优化工作提供基础。

2. 流程优化与再造

在梳理流程的基础上，医院应运用现代管理理论和方法，对流程进行优化与再造。这包括简化流程步骤、减少等待时间、提高资源利用效率等。通过流程优化，可以显著提高医疗服务的质量和效率。

3. 流程管理的持续改进

医院应建立流程管理的长效机制，对流程进行定期评估和改进。通过收集患者和医护人员的反馈意见，及时调整和优化流程，确保流程管理始终与医院的发展目标保持一致。

（三）医院质量管理的监督与考核

监督与考核是确保医院质量管理制度与流程得到有效执行的重要手段。通过监督与考核，可以及时发现质量管理中的问题和不足，推动医院质量的持续改进。

1. 质量监督机制建立

医院应建立完善的质量监督机制，对医疗服务的各个环节进行实时监督和检查。这包括定期巡查、专项检查、随机抽查等多种形式，确保医疗服务的质量符合标准。

2. 质量考核体系构建

医院应建立科学、公正的质量考核体系，对医疗服务的质量进行定期考核和评价。通过设定合理的考核指标和评价标准，激励医护人员积极参与质量管理活动，提高医疗服务质量。

3. 监督与考核结果应用

医院应充分利用监督与考核结果，对医疗服务中存在的问题和不足进行整改和改进。同时，将监督与考核结果作为医护人员绩效考核的重要依据，激发医护人员的工作积极性和责任感。

（四）医院质量管理的信息化建设

随着信息技术的快速发展，医院质量管理也迎来了信息化建设的机遇。通过信息化建设，可以提高医院质量管理的效率和准确性，推动医院质量的持续提升。

1. 质量管理信息系统的建立

医院应建立全面、集成的质量管理信息系统，实现质量管理数据的实时采集、存储和分析。通过信息系统，可以对医疗服务的质量进行实时监控和预警，为质量管理决策提供有力支持。

2. 数据挖掘与分析技术的应用

医院应充分利用数据挖掘与分析技术，对质量管理数据进行深入挖掘与分析。通过数据分析，可以发现医疗服务中的潜在问题和改进空间，为质量改进提供科学依据。

3. 信息化建设的持续改进

信息化建设是一个不断发展和完善的过程，医院应持续关注信息技术的新发展和新应用，及时将先进的技术和方法引入质量管理领域。通过持续改进信息化建设，不断提升医院质量管理的水平和能力。

医院质量管理的制度与流程是确保医疗服务质量稳定提升的重要保障。通过加强制度建设、优化管理流程、强化监督与考核以及推进信息化建设等多方面的努力，可以不断提升医院质量管理的水平，为患者提供更加安全、高效、优质的医疗服务。

四、医院质量管理的信息化建设

在信息化时代，医院质量管理的信息化建设成为提升医疗服务质量、保障患者安全、优化医疗流程的重要手段。信息化建设通过运用信息技术手段，实现对医疗数据的实时采集、传输、处理和分析，从而优化医疗资源配置，提升医疗服务效率和质量。

（一）信息化建设的目标与原则

医院质量管理的信息化建设旨在通过信息化手段，提升医院质量管理水平，确保医疗服务质量与安全。在信息化建设过程中，应遵循以下原则：

第一，标准化原则。遵循国家及行业相关标准，确保信息系统的互联互通和数据的准确性、一致性。

第二，是实用性原则。紧密结合医院实际业务需求，注重信息系统的实用性和可操作性。

第三，安全性原则。确保信息系统的安全可靠，保护患者隐私和医疗数据安全。

第四，可持续性原则。注重信息系统的可扩展性和可升级性，适应医院未来发展的需求。

（二）医疗数据集成与管理

医疗数据的集成与管理是医院质量管理信息化建设的核心。通过构建统一的医疗数据平台，实现医疗数据的集中存储、管理和共享。

首先，数据集成是整合医院内部各系统的数据资源，打破信息孤岛，实现数据的互联互通。其次，数据管理是建立数据管理制度和规范，确保数据的准确性、完整性和及时性。最后，数据共享是通过数据共享机制，促进医院内部各部门之间的协作与交流，提升工作效率。

（三）医疗质量监控与预警

信息化手段在医疗质量监控与预警方面发挥着重要作用。通过实时监测医疗过程数据，及时发现潜在风险，为医疗质量的持续改进提供依据。

首先，实时监控，利用信息系统对医疗过程进行实时监控，包括患者生命体征、医疗操作和药物使用等。其次，风险预警，通过数据分析，识别潜在的医疗风险，及时发出预警信息，提醒医护人员采取相应措施。最后，质量改进，根据监控与预警结果，分析医疗质量问题的原因，制定改进措施，推动医疗质量的持续提升。

（四）决策支持系统建设

构建决策支持系统，应做到以下几点。

第一，数据挖掘与分析。利用数据挖掘技术，对医疗数据进行深入分析，发现数据背后的规律和趋势。

第二，决策模型构建。基于数据分析结果，构建决策模型，为医院管理层提供决策支持。

第三，可视化展示。通过图表、报告等形式，将分析结果以直观、易懂的方式展示给管理层，便于其做出科学决策。

（五）信息化培训与人才建设

医院质量管理信息化建设的成功实施离不开专业的信息化人才。因此，加强信息化培训与人才建设应做到以下几点。

第一，信息化培训。定期开展信息化培训活动，提升医护人员的信息化素养和操作技能。

第二，人才建设。引进和培养具备医疗和信息技术背景的复合型人才，为医院质量管理信息化建设提供有力支持。

第三，团队建设。加强信息化团队的建设和管理，提升团队的整体素质和协作能力。

（六）信息化安全与保障

在推进医院质量管理信息化建设的过程中，必须高度重视信息安全与保障工作。

首先，应建立完善的信息安全管理制度和规范，确保信息系统的安全稳定运行。其次，应重视安全防护措施，采用先进的安全防护技术，如数据加密、访问控制等，保护医疗数据的安全。最后，应重视应急响应机制，建立应急响应机制，对信息系统故障和安全事件进行及时处理和恢复。

（七）信息化建设效果评估与持续改进

医院质量管理信息化建设的效果评估与持续改进是确保信息化建设成效的重要环节。

首先，定期对信息化建设的效果进行评估，包括医疗质量提升、工作效率提高等方面。其次，根据评估结果，识别信息化建设中存在的问题和不足。最后，针对问题制定改进措施，不断优化和完善信息化建设工作，推动医院质量管理水平的持续提升。

医院质量管理的信息化建设是提升医疗服务质量、保障患者安全的重要手段。通过明确信息化建设目标与原则、加强医疗数据集成与管理、完善医疗质量监控与预警机制、构建决策支持系统、加强信息化培训与人才建设、保障信息安全以及进行效果评估与持续改进等措施的实施，可以有效推动医院质量管理信息化建设的深入发展，为医院的高质量发展奠定坚实基础。

第四节　医院质量管理的常用工具和方法

一、统计过程控制在医院质量管理中的应用

统计过程控制（SPC，Statistical Process Control）作为一种科学的质量管理工具，已被广泛应用于多个领域，用以确保产品或服务质量的稳定性。在医院质量管理中，引入统计过程控制的方法，能够有效监控医疗服务流程，识别潜在风险，提升医疗质量。

（一）统计过程控制的基本原理

统计过程控制的核心在于通过对过程数据的收集、分析和处理，来识别并控制生产或服务过程中的变异。其基本原理包括：对过程进行定义和量化设定控制限，通过统计工具，如控制图来监控过程的变化，以及根据监控结果采取相应的措施。

（二）统计过程控制在医院质量管理中的实施步骤

在医院质量管理中实施统计过程控制，需遵循以下步骤：

第一，确定关键过程。识别医疗服务中的关键环节，如手术操作、患者诊断、药物管理等，这些环节对医疗质量具有重要影响。

第二，数据收集与整理。针对关键过程，收集相关的过程数据，包括时间、数量、质量等方面的信息，并进行整理，以便后续分析。

第三，过程分析与建模。利用统计方法对收集到的数据进行分析，了解过程的稳定性、波动范围以及影响因素，建立相应的过程模型。

第四，设定控制限。根据过程模型，设定合理的控制限，作为监控过程的依据。控制限的设定应考虑到过程的自然波动和潜在风险。

第五，绘制控制图并实施监控。利用控制图对过程进行实时监控，观察数据点的分布情况，判断过程是否处于受控状态。

第六，异常识别与处理。当数据点超出控制限时，表明过程出现异常，此时需要进行深入调查，分析异常原因，并采取相应的纠正措施。

（三）统计过程控制在医院质量管理中的具体应用

统计过程控制在医院质量管理中的应用广泛而深入，以下列举几个具体应用实例：

第一，手术感染率控制。通过对手术过程中的关键环节进行统计监控，如手术室的清洁度、手术人员的操作规范等，可以及时发现并纠正可能导致感染的因素，从而降低手术感染率。

第二，药物使用监控。利用统计过程控制方法，对药物的采购、储存、分发和使用等环节进行监控，确保药物的质量和安全。例如，通过设定合理的库存上下限，可以避免药物过期或短缺的情况发生。

第三，患者满意度调查。通过对患者满意度数据进行统计分析，可以了解患者对医院服务的整体评价以及各个环节的具体表现。根据分析结果，医院可以针对性地改进服务流程，提升患者满意度。

（四）统计过程控制的优势与局限性

统计过程控制在医院质量管理中具有显著优势：

第一，科学性强。基于统计学原理，能够客观、准确地反映过程的实际情况。

第二，实时性好。通过实时监控，能够及时发现并处理过程中的异常问题。

第三，预防性强。通过控制图的预警功能，可以在问题发生前进行干预，降低风险。

然而，统计过程控制也存在一定的局限性：一是对数据要求较高，需要收集大量、准确的数据进行分析，数据质量直接影响分析结果；二是对人员要求较高，需要具备一定的统计学知识和分析能力的人员进行操作和解读。

（五）统计过程控制与其他质量管理方法结合

在医院质量管理实践中，统计过程控制通常与其他质量管理方法相结合，共同提升医疗质量。例如，与六西格玛管理相结合，通过定义、测量、分析、改进和控制等步骤，对医疗服务过程进行持续优化；与失效模式与影响分析相结合，识别医疗服务中的潜在失效模式并制定相应的预防措施；与精益管理相结合，通过消除浪费、提高效率来降低医疗成本并提升患者满意度。

二、因果图分析法在质量问题诊断中的应用

因果图分析法，亦称为鱼骨图或石川图，是一种直观且有效的质量问题诊断工具。它通过图形化的方式，系统地展示问题产生的可能原因，进而帮助分析者找出问题的根源。在医院质量管理中，因果图分析法被广泛应用于诊断各种质量问题。

（一）因果图分析法的基本原理

因果图分析法的基本原理在于通过分解问题，识别导致问题发生的所有潜在原因，并以图形化的方式将这些原因展示出来。这种方法强调系统性地思考问题，避免遗漏任何可能的原因，从而确保问题诊断的全面性和准确性。

（二）因果图分析法的实施步骤

在医院质量管理中实施因果图分析法，通常遵循以下步骤：

第一，明确问题定义。首先，需要清晰地界定所要诊断的质量问题，确保问题表述的准确性和具体性。

第二，绘制主骨。在因果图中，主骨代表所要诊断的问题本身，是整个分析过程的起点。

第三，识别大要因。围绕主骨，分析者需要识别出导致问题发生的几个主要类别的原因，这些原因被称为大要因。大要因的确定应基于问题的性质和实际情况，确保涵盖所有可能的重要方面。

第四，分解小要因。针对每个大要因，进一步分解出具体的小要因。小要因是更具体、更直接的原因，它们直接关联到大要因，并共同构成导致问题发生的完整原因链。

第五，绘制因果图。将大要因和小要因以图形化的方式呈现在因果图中，形成清晰的逻辑结构。因果图应简洁明了，便于分析者理解和使用。

第六，分析原因关联。通过对因果图的观察和分析，找出各原因之间

的关联性和相互影响，进一步深入理解问题的本质和根源。

第七，制定改进措施。基于因果图的分析结果，制定针对性的改进措施。改进措施应针对问题的根源，旨在消除或减少导致问题发生的原因。

（三）因果图分析法在医院质量管理中的具体应用

因果图分析法在医院质量管理中具有广泛的应用场景。以下是几个具体的应用实例：

第一，患者满意度提升。针对患者满意度不高的问题，通过因果图分析法，可以系统地识别出影响患者满意度的各种因素，如服务态度、医疗技术、环境设施等。进而，医院可以针对这些因素制定改进措施，提升患者满意度。

第二，医疗事故预防。对于医疗事故频发的问题，因果图分析法可以帮助医院找出导致事故发生的潜在原因，如操作不规范、设备故障、沟通不畅等。通过消除这些原因，医院可以有效预防医疗事故的发生。

第三，医疗流程优化。针对医疗流程中存在的问题，如效率低下、资源浪费等，因果图分析法可以帮助医院找出导致问题的具体原因，并提出优化建议。通过优化医疗流程，医院可以提高工作效率，降低医疗成本。

（四）因果图分析法的优势与注意事项

因果图分析法在医院质量管理中具有显著优势：首先，系统性强，能够全面地识别问题的原因，避免遗漏重要信息。其次，直观明了，通过图形化的方式展示原因链，便于理解和分析。最后，灵活性高，适用于不同类型和规模的质量问题诊断。

然而，在应用因果图分析法时，也需要注意以下事项：

第一，确保原因分解的彻底性。避免遗漏任何可能的原因，确保分析的全面性。

第二，注重原因的关联。分析原因之间的相互影响和关联性，深入理解问题的本质。

第三，结合实际情况制定改进措施。改进措施应针对具体问题和医院实际情况，确保措施的有效性和可行性。

（五）因果图分析法与其他质量管理方法结合

在医院质量管理实践中，因果图分析法通常与其他质量管理方法相结合，共同提升医疗质量。例如，可以将因果图分析法与失效模式与影响分析相结合，通过识别潜在失效模式及其原因，制定预防措施；也可以将因果图分析法与 PDCA 循环相结合，通过不断的问题诊断和改进循环，推动医疗质量的持续提升。

因果图分析法在医院质量管理中具有重要的应用价值。通过系统地识别和分析问题的原因，医院可以制定针对性的改进措施，提升医疗服务质量。同时，结合其他质量管理方法，可以形成更加全面和有效的质量管理体系。

三、PDCA 循环在质量管理持续改进中的应用

PDCA 循环，即计划（Plan）、执行（Do）、检查（Check）、处理（Act）循环，是一种广泛应用于质量管理领域的持续改进方法。它强调通过不断循环的过程，发现问题、制定措施、实施改进并评估效果，以实现质量的持续提升。

（一）PDCA 循环的基本原理

PDCA 循环的核心在于通过四个阶段的不断循环，推动质量的持续改进。这四个阶段分别是：

第一，计划阶段。明确质量管理的目标，识别当前存在的问题，分析问题的原因，并制定相应的改进措施和计划。

第二，执行阶段。按照计划阶段制定的措施和计划，组织实施改进活动，确保改进措施得到有效执行。

第三，检查阶段。对执行阶段的结果进行检查和评估，对比改进前后的变化，确定改进效果是否达到预期目标。

第四，处理阶段。总结检查阶段的结果，对成功的经验进行标准化，对未解决的问题或新出现的问题进入下一个 PDCA 循环，继续改进。

通过这四个阶段的循环往复，医院能够不断发现问题、解决问题，实现质量的持续提升。

（二）PDCA 循环在医院质量管理中的实施步骤

在医院质量管理中实施 PDCA 循环，通常遵循以下步骤：

第一，明确质量管理目标。根据医院的发展战略和患者需求，明确质量管理的具体目标，如降低医疗事故率、提高患者满意度等。

第二，识别问题与现状分析。通过数据分析、患者反馈等方式，识别医疗服务中存在的问题和不足，对现状进行深入分析，找出问题的根源。

第三，制定改进措施与计划。针对识别出的问题，制定具体的改进措施和计划，明确改进的目标、方法、步骤和时间节点。

第四，实施改进措施。按照制定的措施与计划，组织相关人员实施，确保改进措施得到有效执行。

第五，检查与评估改进效果。对改进措施的实施效果进行检查和评估，通过数据对比、患者反馈等方式，判断改进是否达到预期目标。

第六，总结与标准化。总结改进过程中的经验教训，将成功的经验进行标准化，形成医院质量管理的长效机制。

第七，进入下一个 PDCA 循环。针对未解决的问题或新出现的问题，进入下一个 PDCA 循环，继续进行改进。

（三）PDCA 循环在医院质量管理中的具体应用

PDCA 循环广泛应用在医院质量管理的多个方面，以下是一些具体的应用实例：

第一，医疗流程优化。针对医疗流程中存在的问题，如流程烦琐、效率低下等，通过 PDCA 循环进行持续改进，优化流程设计，提高医疗服务效率。

第二，医疗安全管理。在医疗安全管理方面，PDCA 循环可以帮助医院识别潜在的安全隐患，制定防范措施，并通过不断循环改进，提升医疗安全水平。

第三，患者满意度提升。通过 PDCA 循环，医院可以系统分析患者满意度的影响因素，制定针对性的改进措施，并通过持续改进，提升患者满意度。

（四）PDCA 循环的优势与局限性

PDCA 循环在医院质量管理中具有显著优势：一是持续改进，通过不断循环的过程，推动质量的持续改进，实现医疗服务的持续优化；二是系统性，PDCA 循环涵盖了质量管理的各个方面，能够系统地解决问题，提升整体质量水平；三是灵活性，PDCA 循环适用于不同规模和类型的医院，可以根据实际情况进行调整和优化。

然而，PDCA 循环也存在一定的局限性：首先，对人员要求较高，需要医院管理层和一线员工具备一定的质量管理知识和能力，才能有效实施 PDCA 循环。其次，耗时较长，PDCA 循环需要经历多个阶段和循环，可能需要较长的时间才能取得显著的改进效果。

（五）PDCA 循环与其他质量管理方法结合

在医院质量管理实践中，PDCA 循环通常与其他质量管理方法相结合，共同推动质量的持续改进。例如，可以将 PDCA 循环与因果图分析法相结合，通过因果图识别问题的原因，并在 PDCA 循环中制定针对性的改进措施；也可以将 PDCA 循环与六西格玛管理相结合，通过六西格玛的严谨数据分析方法，为 PDCA 循环提供有力的数据支持。

PDCA 循环在医院质量管理中具有重要应用价值。通过不断循环的过程，医院能够发现问题、解决问题，实现质量的持续改进。同时，结合其他质量管理方法，可以形成更加全面和有效的质量管理体系。

四、根因分析法在复杂质量问题处理中的应用

根因分析法作为质量管理领域的一种深度诊断工具，对处理医院中复杂且顽固的质量问题具有显著的效果。该方法强调对问题本质的深入挖掘，旨在找到导致问题发生的根本原因。

（一）根因分析法的核心理念

根因分析法的核心理念在于“追根溯源”，即通过对问题的逐层剖析，找到导致问题发生的根本原因。与表面原因分析不同，根因分析法更注重对问题背后深层次原因的挖掘，它认为只有找到问题的根源，才能制定出真正有效的解决方案。

（二）根因分析法的实施步骤

在医院质量管理中，实施根因分析法通常遵循以下步骤：

第一，问题描述与界定。详细描述问题的现象和表现，确保对问题的准确理解。同时，界定问题的范围和边界，避免在后续分析中出现偏差。

第二，数据收集与分析。收集与问题相关的各种数据和信息，包括患者反馈、医疗记录、流程文档等。通过对这些数据的深入分析，初步识别可能导致问题发生的原因。

第三，构建问题树。基于初步分析的结果，构建问题树或因果图，将问题分解为若干个可能的原因，并进一步分析这些原因之间的关联性和影响程度。

第四，确定根本原因。通过深入调查和访谈，结合专业知识和经验，对问题树中的各个原因进行逐一排查和验证，最终确定导致问题发生的根本原因。

第五，制定改进措施。针对确定的根本原因，制定具体的改进措施和行动计划。这些措施应旨在消除或减少根本原因的影响，从根本上解决问题。

第六，实施与监控。按照制定的改进措施和行动计划实施，并在实施过程中进行持续的监控和评估。确保改进措施的有效性，并对可能出现的新问题进行及时处理。

（三）根因分析法在复杂质量问题处理中的应用实例

在医院质量管理实践中，根因分析法在处理复杂质量问题时展现出了其独特的优势。例如，在面对长期存在的患者投诉率高、医疗事故频发等复杂问题时，根因分析法能够帮助医院管理者深入挖掘问题的根源，找到隐藏在表面现象背后的深层次原因。通过对这些根本原因的分析和处理，医院能够制定出更加有效的改进措施，从根本上解决问题，提升医疗服务质量。

此外，根因分析法还可以与其他质量管理方法相结合，形成更加全面的质量管理体系。例如，可以将根因分析法与 PDCA 循环相结合，在

PDCA 循环的“检查”阶段运用根因分析法进行深入分析，为下一轮的“计划”和“执行”阶段提供更为精准的改进方向。

（四）根因分析法的优势与缺点

根因分析法在处理复杂质量问题时具有显著优势，主要表现为以下几个方面：

第一，深入剖析。能够深入挖掘问题的根源，避免仅停留在表面现象的处理上。

第二，精准定位。通过逐层分析，能够精准定位导致问题发生的根本原因，为制定改进措施提供有力支持。

第三，长期效益。通过解决根本问题，能够实现质量的长期提升和持续改进。

然而，根因分析法也存在一些缺点，主要表现为以下几个方面：

一是实施难度，根因分析法的实施需要较高的专业素养和丰富的经验，对分析人员的要求较高；二是耗时较长，由于需要对问题进行深入剖析和逐层分析，根因分析法的实施过程可能较为耗时；三是数据收集难度，在某些情况下，可能难以收集到完整、准确的数据和信息，影响根因分析的准确性和有效性。

（五）提升根因分析法应用效果的策略

为了提升根因分析法在医院质量管理中的应用效果，可以采取以下策略：

第一，加强培训与教育。提升医院员工对根因分析法的认识和理解，培养具备专业素养的分析人员。

第二，优化数据收集机制。建立完善的数据收集和分析系统，确保数据的准确性和完整性，为根因分析提供有力支持。

第三，结合实际情况灵活运用。在应用根因分析法时，应结合医院的实际情况和具体问题进行灵活调整和优化，确保分析方法的有效性。

第四，持续改进与迭代。在实施根因分析法的过程中，应不断总结经验教训，对分析方法进行持续改进与迭代，以适应不断变化的医疗环境和质量需求。

根因分析法在处理医院复杂质量问题中具有重要作用。通过深入挖掘问题的根源并制定针对性的改进措施，医院能够实现质量的根本性提升和持续改进。同时，结合其他质量管理方法以及采取相应的策略措施，可以进一步提升根因分析法的应用效果和医院的整体质量管理水平。

第五节　ISO9000 标准在医院的实施

一、ISO9000 标准的基本内容与要求

ISO9000 标准，作为国际标准化组织制定的一系列质量管理标准和指南，为各类组织提供了一个通用的质量管理框架。对于医院而言，实施 ISO9000 标准不仅是提升医疗服务质量、增强患者信任度的重要举措，也是实现医院管理现代化、与国际接轨的必由之路。

（一）ISO9000 标准的核心原则

ISO9000 标准的核心原则包括以患者为中心、领导作用、全员参与、过程方法、系统管理、持续改进、基于事实的决策方法以及与供方的互利关系。这些原则共同构成了医院质量管理的基础，指导医院在提供医疗服务的过程中，始终关注患者需求，优化服务流程，提升服务质量。

（二）ISO9000 标准的质量管理体系要求

ISO9000 标准要求医院建立、实施、保持并持续改进一个有效的质量管理体系。这一体系应涵盖质量策划、质量控制、质量保证和质量改进等方面，确保医院在提供医疗服务的过程中，能够始终满足患者和相关方的需求和期望。同时，医院还需通过定期的内部审核和管理评审，对质量管理体系的有效性进行评估和改进。

（三）ISO9000 标准的具体条款解析

ISO9000 标准的具体条款涵盖了组织环境、领导作用、策划、支持、运营、绩效评价和改进等多个方面。医院在实施过程中，需逐条对照标准，分析自身在质量管理方面的优势和不足，制定针对性的改进措施。例

如，在组织环境方面，医院应明确其质量方针和目标，确保全体员工对质量管理有共同的理解和认识；在领导作用方面，医院高层管理者应积极参与质量管理活动，为质量管理体系的建立和运行提供必要的资源和支持。

（四）ISO9000 标准在医院实施的案例分析

通过分析国内外医院实施 ISO9000 标准的成功案例，可以发现，成功实施 ISO9000 标准的医院往往具备以下特点：一是领导层对质量管理高度重视，积极参与并推动质量管理体系的建设；二是全体员工对质量管理有深刻的认识和理解，能够积极参与质量管理活动；三是医院建立了完善的质量管理体系和流程，能够确保医疗服务的规范化和标准化；四是医院注重持续改进和创新，不断优化服务流程和提高服务质量。

（五）ISO9000 标准实施过程中的挑战与对策

尽管 ISO9000 标准为医院提供了一个通用的质量管理框架，但在实施过程中仍会面临诸多挑战。例如，医院可能面临员工对标准理解不足、资源投入有限、传统管理模式的惯性等问题。针对这些挑战，医院可采取以下对策：一是加强员工培训和教育，提高员工对 ISO9000 标准的认识和理解；二是加大资源投入，为质量管理体系的建设和运行提供必要的支持和保障；三是打破传统管理模式的束缚，积极引入新的管理理念和方法，推动医院管理的现代化和国际化。

ISO9000 标准的基本内容与要求为医院提供了一个全面、系统的质量管理框架。通过深入理解并有效实施这一标准，医院可以不断提升自身的质量管理水平和服务质量，为患者提供更加安全、高效、优质的医疗服务。同时，医院还应根据自身的实际情况和发展需求，不断探索和创新质量管理的新模式和新方法，以适应不断变化的市场环境和患者需求。

二、ISO9000 标准在医院实施的必要性与意义

ISO9000 标准作为国际质量管理领域的权威准则，对推动组织质量管理水平的提升具有不可替代的作用。对于医院而言，实施 ISO9000 标准不仅是对外展示其质量管理能力的重要手段，更是内部质量持续改进的强大动力。

（一）ISO9000 标准实施是提升医院管理水平的必然要求

随着医疗技术的不断进步和患者需求的日益多样化，医院面临着越来越高的管理要求。ISO9000 标准作为一套成熟的质量管理体系，为医院提供了一个清晰、系统的管理框架。通过实施这一标准，医院可以规范内部管理流程，明确各部门职责，优化资源配置，从而提升整体管理效率和医疗服务质量。同时，ISO9000 标准强调持续改进的理念，推动医院不断寻求管理创新和质量提升的途径，以适应不断变化的市场环境和患者需求。

（二）ISO9000 标准实施有助于增强医院的市场竞争力

在医疗市场竞争日益激烈的今天，医院要想脱颖而出，就必须在服务质量和管理水平上下功夫。ISO9000 标准的实施，可以为医院赢得患者和社会的广泛认可。一方面，通过获得 ISO9000 认证，医院可以向外界证明其具备国际先进的质量管理能力，从而提升医院品牌形象和知名度；另一方面，ISO9000 标准强调以患者为中心的服务理念，推动医院不断提升服务质量，满足患者需求，从而增强患者对医院的信任和忠诚度。

（三）ISO9000 标准实施有助于保障医疗安全，降低医疗风险

医疗安全是医院管理的重中之重。ISO9000 标准通过规范医院的服务流程和管理制度，可以确保医疗服务的每一个环节都得到有效控制，从而降低医疗差错和医疗事故的发生率。同时，ISO9000 标准还要求医院建立完善的质量监控和风险评估体系，及时发现和解决潜在的质量问题，进一步保障患者的安全。

（四）ISO9000 标准实施有助于提升员工的质量意识和工作素养

员工是医院质量管理的主体。ISO9000 标准的实施，要求医院全体员工参与质量管理的全过程，通过培训和教育提升员工的质量意识和工作素养。员工在参与质量管理的过程中，不仅可以更好地理解医院的质量方针和目标，还可以掌握更多的质量管理方法，提升个人的工作能力和水平。同时，员工的质量意识和工作素养的提升，也将为医院的质量管理带来持续的推动力。

（五）ISO9000 标准实施有助于推动医院与国际接轨

随着全球化的深入发展，医疗行业的国际化趋势也日益明显。ISO9000 标准作为国际通用的质量管理标准，为医院提供了一个与国际接轨的平台。通过实施这一标准，医院可以了解和学习国际先进的医疗管理理念和方法，提升医院的国际竞争力。同时，ISO9000 标准的实施还可以促进医院与国际同行的交流与合作，推动医院在更广泛的范围内实现资源共享和优势互补。

（六）ISO9000 标准实施有助于实现医院的可持续发展

可持续发展是现代医院发展的重要目标。ISO9000 标准的实施，通过规范医院的管理流程和服务质量，可以确保医院在提供优质服务的同时，实现资源的合理利用和环境的保护。同时，ISO9000 标准强调持续改进的理念，推动医院不断寻求新的发展机遇和创新点，为医院的可持续发展提供强大的动力。

ISO9000 标准在医院的实施具有深远的必要性与意义。它不仅可以提升医院的管理水平和市场竞争力，保障医疗安全，降低医疗风险，还可以提升员工的质量意识和工作素养，推动医院与国际接轨，实现医院的可持续发展。因此，医院应积极探索和实践 ISO9000 标准的实施路径和方法，不断提升自身的质量管理水平和服务质量，为患者提供更加安全、高效、优质的医疗服务。

三、ISO9000 标准在医院实施的步骤与方法

ISO9000 标准在医院的有效实施是一个系统而复杂的过程，它要求医院从顶层设计到具体操作层面都进行深入的改革和优化。为确保这一过程的顺利进行，医院需遵循一定的步骤与方法，确保每一步都符合标准的要求，从而达到提升医疗质量、保障患者安全、增强医院竞争力的目的。

（一）准备阶段：明确目标与规划

在 ISO9000 标准实施之初，医院应首先明确实施的目标与规划。这包括分析医院现有的质量管理状况，识别存在的问题和改进的需求，以及确定实施 ISO9000 标准的总体目标和阶段性目标。同时，医院还需制定

详细的实施计划，包括时间节点、责任部门、资源需求等，确保实施过程的有序进行。

（二）培训阶段：提升员工认知与能力

员工是ISO9000标准实施的关键。因此，在准备阶段之后，医院应组织全体员工进行ISO9000标准的培训。培训内容包括ISO9000标准的基本理念、原则、要求以及医院在实施过程中应注意的事项等。通过培训，员工对ISO9000标准有深入的了解和认识，其质量管理意识和能力得到了提升。

（三）文件编制阶段：构建质量管理体系文件

文件是质量管理体系的基础。医院应根据ISO9000标准的要求，结合自身的实际情况，编制一套完整的质量管理体系文件。这些文件包括质量手册、程序文件、作业指导书、记录表格等，它们共同构成了医院质量管理体系的框架。在编制文件的过程中，医院应注重文件的系统性、完整性和可操作性，确保文件能够真实反映医院的质量管理状况。

（四）体系试运行阶段：检验与调整

完成文件编制后，医院应进入体系试运行阶段。这一阶段的主要目的是检验质量管理体系文件的适用性和有效性，以及发现存在的问题并进行调整。在试运行过程中，医院应严格按照质量管理体系文件的要求进行操作，同时加强内部沟通和协调，确保各项工作的顺利进行。对发现的问题和不足，医院应及时进行整改和完善，为正式运行做好准备。

（五）内部审核与管理评审阶段：持续改进

内部审核与管理评审是ISO9000标准实施过程中的重要环节。通过内部审核，医院可以检查质量管理体系的运行情况，发现存在的问题并提出改进措施。管理评审则是对医院质量管理体系的全面评价，包括对医院质量方针、目标的适宜性、质量管理体系的有效性等进行评估。在内部审核与管理评审的基础上，医院应制定改进计划，并付诸实施，从而实现质量管理体系的持续改进。

（六）外部认证与持续改进阶段：国际接轨与长效发展

当医院内部质量管理体系运行成熟且稳定后，可寻求外部认证机构的认证。外部认证是对医院质量管理体系的一次全面检验，也是医院与国际接轨、提升竞争力的重要途径。通过外部认证，医院可以获得 ISO9000 认证证书，证明其质量管理水平达到国际标准。然而，获得认证并非终点，而是新的起点。医院应以此为契机，进一步加强质量管理。

在持续改进阶段，医院应持续关注质量管理体系的有效性和适应性，根据内外部环境的变化及时调整和优化质量管理体系。同时，医院还应加强质量文化的建设，使全体员工都能够积极参与质量管理活动，共同推动医院质量管理水平的提升。

此外，医院在实施 ISO9000 标准的过程中，还应注重与日常工作的融合。质量管理体系不是独立于日常工作之外的另一个系统，而是贯穿于医院各项工作的始终。因此，医院在实施过程中应注重将质量管理体系的要求与实际工作相结合，确保质量管理体系的实用性和有效性。

ISO9000 标准在医院的实施是一个系统而复杂的过程，需要医院从多个方面入手，遵循一定的步骤与方法进行。通过明确目标与规划、提升员工认知与能力、构建质量管理体系文件、体系试运行与调整、内部审核与管理评审以及外部认证与持续改进等步骤的实施，医院可以逐步建立起符合国际标准的质量管理体系，实现医疗质量的持续提升和医院的可持续发展。

四、ISO9000 标准在医院实施的成效评估与持续改进

ISO9000 标准在医院的实施是一个持续的过程，它不仅仅是一个质量管理体系的构建，更是一个动态优化的过程。为了确保这一体系能够不断适应医院的发展需求，提升医疗服务质量，成效评估与持续改进成为至关重要的环节。

（一）成效评估体系的建立

建立科学的成效评估体系是 ISO9000 标准实施成效评估的基础。医院应制定明确的评估标准和方法，包括定性和定量指标，以全面反映质量管理体系的运行情况和成效。这些指标可以涵盖医疗质量、患者满意度、工作效率、资源利用等多个方面，确保评估结果的全面性和准确性。

在评估过程中，医院应注重数据的收集和分析。通过定期收集和分析医疗服务数据，可以及时发现存在的问题和不足，为改进提供依据。同时，医院还可以利用数据分析工具，对质量管理体系的运行情况进行深入剖析，发现潜在的风险和机会，为持续改进提供方向。

（二）成效评估结果的运用

成效评估结果的运用是ISO9000标准实施的关键环节。医院应根据评估结果，对质量管理体系进行针对性的改进。对于评估中发现的问题和不足，医院应制定具体的改进措施，明确责任人和时间节点，确保问题得到及时解决。同时，医院还应将评估结果作为制定质量管理策略的重要依据，不断优化质量管理体系，提升医疗服务质量。

此外，医院还可以通过成效评估结果的分享和交流，促进全员参与质量管理。通过向全体员工展示质量管理体系的成效和改进成果，可以增强员工对质量管理体系的信心和认同感，激发他们的积极性和创造力，推动医院质量管理的持续改进。

（三）持续改进机制的构建

持续改进是ISO9000标准实施的核心原则之一。医院应建立长效机制，推动质量管理体系的持续改进。这包括制定持续改进计划，明确改进目标和措施，以及建立持续改进的监测和反馈机制。

持续改进计划应围绕医院的发展战略和质量目标，结合成效评估结果，确定具体的改进项目和重点。同时，医院应制定详细的实施方案和时间表，确保改进措施得到有效落实。

在持续改进的过程中，医院应注重监测和反馈。通过定期收集和分析改进数据，可以评估改进措施的有效性，并及时调整改进策略。同时，医院还应建立反馈机制，鼓励员工提出改进意见和建议，促进持续改进的深入开展。

（四）成效评估与持续改进的循环互动

成效评估与持续改进不是孤立的两个环节，而是相互关联、循环互动的。通过成效评估，医院可以发现质量管理体系存在的问题和不足，为持续改进提供方向；而持续改进的实施又可以推动质量管理体系的优化和完善，提升成效评估的结果。这种循环互动的过程使得 ISO9000 标准在医院的实施成为一个不断上升、螺旋式发展的过程。

为了实现这种循环互动，医院需要建立有效的沟通机制。各部门之间应加强信息共享和协作配合，确保评估结果的准确性和改进措施的有效性。同时，医院还应注重培养员工的质量意识和持续改进精神，通过培训和教育提升员工的质量管理能力和水平。

此外，医院还应关注外部环境和患者需求的变化。医院应将成效评估与持续改进作为一项长期工作来抓，不断推动质量管理体系的完善和提升。

ISO9000 标准在医院的实施成效评估与持续改进是一个复杂而系统的过程。医院需要建立科学的评估体系、有效运用评估结果、构建持续改进机制以及实现成效评估与持续改进的循环互动。通过这一过程的不断推进和完善，医院可以不断提升质量管理体系的有效性和适应性，为患者提供更加优质、安全的医疗服务。

第六章　医院战略管理

医院战略管理是医院为实现长期发展目标，在复杂多变的医疗环境中，通过系统分析和科学决策，制定并实施的一系列管理策略和活动。

第一节　医院战略管理概述

一、医院战略管理的概念与特点[①]

医院战略管理，作为医院管理领域的一个重要分支，是指医院在复杂多变的医疗环境中，为实现长期、稳定、可持续的发展，通过系统分析内外环境，制定并实施的一系列具有全局性、长远性和纲领性的管理策略与活动。其核心理念在于通过战略规划和实施，提升医院的竞争优势，确保医院在激烈的市场竞争中保持领先地位。

医院战略管理的特点主要体现在以下几个方面：

（一）全局性与长远性

医院战略管理具有全局性和长远性。全局性指的是战略管理需要关注医院整体的发展目标和利益，而非局限于某一部门或某一具体业务。长远性则强调战略管理应着眼于医院的未来发展，制定具有前瞻性的战略规划和目标。这种全局性与长远性的视角有助于医院在复杂的医疗环境中保持清醒的头脑，明确发展方向，避免短视行为和盲目决策。

---

① 参见张鹭鹭、李士雪《医院管理学概论》，中国协和医科大学出版社2022年版，第15—16页。

（二）环境适应性与灵活性

医院战略管理强调对外部环境的适应性与灵活性。医疗行业的竞争日益激烈，政策法规、市场需求、技术进步等因素都在不断变化。因此，医院战略管理需要密切关注外部环境的变化，及时调整战略规划和实施策略，以适应新的市场需求和竞争态势。同时，战略管理还需要保持一定的灵活性，以便在突发事件或不可预见的情况下迅速做出反应，确保医院的稳定运营和发展。

（三）资源优化与协同性

医院战略管理注重资源的优化配置与协同性。资源是医院发展的重要支撑，包括人力资源、物力资源、财力资源等。战略管理需要通过对资源的系统分析和合理配置，实现资源的最优利用。同时，战略管理还强调各部门之间的协同合作，打破部门壁垒，形成合力，共同推动医院的发展。

（四）创新性与可持续性

医院战略管理强调创新性和可持续性。创新是医院发展的不竭动力，包括技术创新、管理创新、服务创新等多个方面。战略管理需要鼓励和支持创新活动，推动医院在各个方面实现突破和进步。同时，战略管理还需要关注医院的可持续发展问题，确保医院在追求经济效益的同时，也注重社会效益和生态效益的实现，实现经济、社会、环境的协调发展。

（五）风险管理与稳定性

医院战略管理不容忽视的一环是风险管理与稳定性。医疗行业作为一个高风险行业，不仅面临着技术风险、市场风险，还面临着政策风险、法律风险等多种风险。因此，战略管理需要建立完善的风险管理机制，对各类风险进行识别和评估，制定相应的应对措施，确保医院的稳定运营和发展。同时，战略管理还需要在追求创新和发展的同时，保持一定的稳定性，避免因过度冒进而导致的风险失控。

医院战略管理是一个复杂而系统的过程，它涉及医院发展的方方面面。通过对医院战略管理的概念与特点的深入剖析，可以更加清晰地认识到战略管理在医院发展中的重要性和作用。只有制定并实施科学的战略管理策略和措施，才能确保医院在激烈的市场竞争中保持领先地位，实现长期、稳定、可持续的发展。

二、医院战略管理的重要性与作用

在竞争日益激烈的医疗市场中，医院战略管理的重要性与作用日益凸显。它不仅关乎医院当下的运营状态，更决定了医院未来的发展方向和潜力。因此，深入理解和把握医院战略管理的重要性与作用，对于医院管理者而言至关重要。

（一）明确医院发展方向，提升核心竞争力

医院战略管理通过系统分析医院的内外部环境，明确医院的发展定位和目标，同时，战略管理还能够帮助医院识别潜在的风险和威胁，制定相应的应对措施，确保医院的稳健发展。

（二）优化资源配置，提高运营效率

战略管理强调资源的优化配置和协同性。通过对医院现有资源的系统梳理和评估，战略管理能够确定哪些资源是医院发展的核心要素，哪些资源需要进行调整和补充。在此基础上，战略管理能够指导医院进行资源的合理配置和有效利用，避免资源的浪费和闲置。

（三）促进医院创新，推动技术进步

战略管理注重创新性和可持续性。在医疗技术日新月异的今天，医院要保持领先地位，就必须不断创新。战略管理通过鼓励和支持创新活动，为医院的创新提供了有力的保障。同时，战略管理还能够引导医院关注行业发展趋势和前沿技术，及时引进和应用新技术、新方法，提升医院的诊疗水平和服务质量。

（四）增强医院凝聚力，提升员工归属感

医院战略管理不仅关注医院的发展目标，还注重员工的成长和发展。通过制定明确的战略规划和目标，战略管理能够激发员工的工作热情和积极性，增强员工的责任感和使命感。同时，战略管理还能够为员工提供更好的职业发展机会和培训资源，帮助员工提升自身素质和能力，实现个人价值。这种对员工成长的关注和支持，能够提升员工对医院的归属感和忠

诚度，形成稳定的员工队伍。

（五）提升医院品牌形象，增强市场竞争力

医院战略管理通过明确医院的发展定位和目标，形成独特的品牌形象和文化特色。这有助于提升医院在患者心中的知名度和美誉度，增强患者对医院的信任度和忠诚度。同时，战略管理还能够指导医院进行市场推广和品牌建设活动，扩大医院的市场份额和影响力，提升医院的市场竞争力。

（六）应对市场变化，确保医院稳健发展

在快速变化的市场环境中，医院面临着各种不确定性。战略管理通过系统分析市场趋势和竞争态势，帮助医院及时识别潜在的风险和机遇，制定相应的应对策略。这有助于医院可以避免因市场变化而导致的经营风险。

（七）强化医院社会责任，实现社会价值

医院作为社会公共服务机构，承担着重要的社会责任。战略管理强调医院的可持续发展和社会效益的实现。通过制定符合社会需求和期望的战略规划和目标，医院能够更好地履行其社会责任，为社会的健康事业做出贡献。同时，战略管理还能够引导医院关注环境保护、社会公益等方面的问题，实现经济、社会、环境的协调发展。

医院战略管理在明确医院发展方向、优化资源配置、促进医院创新、增强医院凝聚力、提升医院品牌形象、应对市场变化以及强化医院社会责任等方面发挥着重要作用。同时，随着医疗行业的不断发展和变化，医院战略管理也需要不断适应新的形势和要求，进行适时的调整和优化，以确保医院始终保持在行业的前列。

三、医院战略管理的理论框架与模型①

医院战略管理是一个复杂的系统工程，涉及多个层面的分析和决策过程。为了有效地指导医院战略管理的实践，需要构建清晰的理论框架与模

① 参见张鹭鹭、李士雪《医院管理学概论》，中国协和医科大学出版社 2022 年版，第 18—19 页。

型。这些框架与模型不仅为医院管理者提供了战略分析和制定的工具，还帮助他们在实践中不断优化和完善战略管理体系。

（一）医院战略管理的理论框架

医院战略管理的理论框架主要包括战略分析、战略制定、战略实施和战略评价四个关键环节。这四个环节相互关联、相互支持，共同构成了医院战略管理的完整过程。

在战略分析阶段，医院需要对内外部环境进行全面、深入的分析。这包括对医疗市场的竞争格局、患者需求变化、政策法规影响等外部环境的分析，以及对医院自身的资源、能力、核心竞争力等内部条件的分析。通过战略分析，医院能够明确自身的优势和劣势，识别出潜在的机会和威胁，为后续的战略制定提供有力支撑。

战略制定阶段是在战略分析的基础上，确定医院的发展目标、战略定位和实施路径。医院需要根据自身的实际情况和市场趋势，制定具有前瞻性和可操作性的战略规划。这些规划应包括医院的总体发展战略、业务发展战略、人才发展战略等多个方面，以确保医院在各个方面都能实现协调发展。

战略实施阶段是将战略规划转化为具体行动的过程。医院需要制定详细的实施方案和措施，明确各项任务的责任人和时间节点。同时，医院还需要建立有效的组织结构和管理机制，确保各项战略措施能够得到有效执行。此外，医院需要加强内部沟通和协调，形成合力，共同推动战略的实施。

战略评价阶段是对战略实施效果进行定期评估和反馈的过程。医院需要建立科学的评估指标体系，对战略实施的进展和成果进行全面、客观地评估。通过评估，医院可以及时发现战略实施过程中存在的问题和不足，并及时进行调整和优化。同时，战略评价还可以为医院未来的战略制定提供有益的参考和借鉴。

（二）医院战略管理的常用模型

在医院战略管理的实践中，有许多经典的战略模型可供借鉴和应用。这些模型为医院管理者提供了战略分析和制定的有效工具。

SWOT 分析模型是一种常用的战略分析工具。它通过对医院的优势（Strengths）、劣势（Weaknesses）、机会（Opportunities）和威胁（Threats）进行全面分析，帮助医院明确自身的战略地位和发展方向。通过 SWOT 分析，医院可以找出自身的核心竞争力，发现潜在的市场机会，并制定相应的应对策略。

五力模型是迈克尔·波特提出的经典战略分析工具。它通过对医疗行业的竞争结构进行分析，包括潜在进入者的威胁、替代品的威胁、购买者的议价能力、供应商的议价能力以及行业内竞争者之间的竞争态势，帮助医院深入理解市场竞争的本质和规律，从而制定出更加有效的竞争策略。

此外，还有波士顿矩阵、GE 矩阵等多元化战略分析工具，可以帮助医院对不同的业务单元进行评估和选择，优化资源配置，实现业务的协调发展。这些模型为医院管理者提供了多样化的视角和方法，有助于他们在复杂的医疗环境中做出明智的战略决策。

（三）医院战略管理理论框架与模型的实践应用

理论框架与模型的应用不仅在于其理论指导意义，更在于其实践价值。在医院战略管理的实际操作中，管理者需要根据医院的具体情况，灵活选择和运用这些框架和模型。例如，在面临市场竞争日益激烈的情况下，医院可以运用五力模型分析竞争对手的策略和市场动态，从而调整自身的服务内容和定价策略。同时，通过 SWOT 分析，医院可以识别出自身的优势和劣势，进而制定针对性的改进措施。

此外，医院还需要关注理论框架与模型的动态性和适应性。随着医疗行业的不断发展和政策环境的变化，原有的战略框架与模型可能需要进行调整和优化。因此，医院管理者需要保持敏锐的洞察力和创新精神，不断学习和掌握新的战略管理理论和方法，以适应不断变化的市场环境。

医院战略管理的理论框架与模型为医院管理者提供了宝贵的战略分析

和制定工具。通过深入理解和灵活应用这些框架与模型，医院可以更好地把握市场动态和竞争态势，制定出更加科学、合理的战略规划和措施，推动医院的持续、健康发展。

四、医院战略管理的流程与步骤

医院战略管理是一个系统性、连续性的过程，它涉及多个相互关联、相互作用的环节。这些环节构成了医院战略管理的完整流程，每一环节都承载着特定的任务和目标，共同推动着医院战略的有效实施。

（一）战略环境分析

战略环境分析是医院战略管理的起点，也是制定有效战略的基础。在这一阶段，医院需要对外部环境和内部条件进行全面、深入的分析。外部环境分析主要关注政策法规、市场需求、竞争态势等因素的变化趋势，以识别出医院面临的机遇和挑战。内部条件分析则侧重于医院自身的资源、能力、文化等方面，以评估医院的优势和劣势。通过战略环境分析，医院能够明确自身的战略定位和发展方向，为后续的战略制定提供有力支撑。

（二）战略愿景与目标设定

在战略环境分析的基础上，医院需要制定明确的战略愿景与目标。战略愿景是医院未来发展的长远规划，它描绘了医院未来的发展方向和愿景。目标设定则是将战略愿景转化为具体的、可衡量的指标，为医院的战略实施提供明确的指导。这些目标应该具有挑战性、可行性和可衡量性，能够激发医院员工的积极性和创造力。

（三）战略方案制定与选择

战略方案制定是医院战略管理的核心环节。在这一阶段，医院需要基于战略愿景与目标，设计多个可能的战略方案。这些方案应该充分考虑医院的实际情况和市场环境，具有可操作性和创新性。随后，医院需要对这些方案进行评估和选择，选出最符合医院利益和发展需求的战略方案。评估过程中需要综合考虑方案的实施难度、预期效果、风险等因素，确保选出的方案既具有挑战性又切实可行。

（四）战略实施计划制定

选定了战略方案后，医院需要制定详细的战略实施计划。这一计划应该包括具体的实施步骤、时间节点、责任人以及所需的资源支持。通过制定实施计划，医院能够将战略方案转化为具体的行动方案，确保战略的有效执行。同时，实施计划还需要考虑可能出现的风险和挑战，制定相应的应对措施，确保战略的顺利实施。

（五）战略执行与监控

战略执行是医院战略管理过程中的关键环节。在这一阶段，医院需要按照实施计划的要求，组织员工开展各项工作，确保战略方案的顺利实施。同时，医院还需要建立有效的监控机制，对战略执行过程进行实时跟踪和评估。这有助于医院及时发现战略执行过程中存在的问题和不足，并采取相应的措施进行调整和优化。

（六）战略评估与反馈

战略评估与反馈是医院战略管理流程的最后一个环节，也是持续改进和提升战略管理水平的关键步骤。在这一阶段，医院需要对战略实施的效果进行全面、客观的评估，分析战略目标的实现程度以及战略执行过程中的经验和教训。通过评估，医院可以了解战略管理的实际效果和存在的问题，为后续的战略调整和优化提供依据。同时，医院还需要建立有效的反馈机制，将评估结果及时反馈给相关部门和员工。

（七）战略调整与优化

医院战略管理是一个动态的过程，需要根据外部环境和内部条件的变化不断进行调整与优化。在战略评估与反馈的基础上，医院需要对原有的战略进行审视和反思，发现其中的不足和需要改进的地方。随后，医院需要对战略进行调整与优化，以适应新的市场环境和竞争态势。在这一过程中，医院需要保持敏锐的市场洞察力和创新能力，不断探索新的战略方向和路径，以保持医院的竞争优势和持续发展。

（八）医院文化与战略协同

医院战略管理不仅仅是一系列的技术性操作，更是一种组织文化的体现。在战略管理的全过程中，医院需要注重培养与战略相协同的组织文化。这种文化应该强调创新、协作、学习和执行力，能够激发员工的积极性和创造力，为战略的有效实施提供有力的文化支撑。同时，医院还需要通过内部沟通、培训等方式，将战略意图和目标传达给全体员工，形成共同的价值观和行动准则，促进医院战略与文化的深度融合。

医院战略管理的流程与步骤是一个系统性、连续性的过程，每一个环节都承载着特定的任务和目标。通过遵循这一流程并严格执行每一步骤，医院能够制定出符合自身实际和发展需求的战略方案，并将其有效转化为实际行动，推动医院的持续、健康发展。

第二节　医院总体战略规划

一、医院总体战略规划的制定原则与目标①

医院总体战略规划的制定是医院发展的核心任务，它关乎医院的长期发展方向和竞争优势的塑造。在制定医院总体战略规划时，需要遵循一系列原则，并明确战略目标，以确保规划的科学性、合理性和可行性。

（一）制定原则

1. 市场导向原则

医院总体战略规划的制定应紧密结合市场需求和变化，以患者需求为导向，不断调整和优化服务结构和内容。通过深入分析市场需求和竞争格局，医院可以识别出潜在的市场机会，进而调整自身的服务定位和发展策略，以满足患者日益增长的健康需求。

2. 资源优化原则

在制定战略规划时，医院应充分考虑自身的资源状况，包括人力资源、物质资源、技术资源等。通过对资源的合理配置和优化利用，医院可以最大限度地发挥自身潜力，提高服务质量和效率。

---

① 参见黄明安、申俊龙《医院管理学》，中国中医药出版社 2015 年版，第 54 页。

3. 创新驱动原则

创新是医院发展的核心动力。在制定战略规划时，医院应注重培养创新意识和创新能力，推动医疗技术、服务模式和管理体制的创新，赢得市场竞争的主动权。

4. 协同发展原则

医院作为一个复杂的组织系统，其内部各部门、各科室之间需要保持密切的协同与配合。在制定战略规划时，医院应注重整体性和协调性，确保各部门、各科室之间的目标一致、行动协调，形成合力推动医院的整体发展。

5. 可持续发展原则

医院的发展应遵循可持续发展的理念，注重经济效益、社会效益和生态效益的协调统一。在制定战略规划时，医院应充分考虑环境保护、资源节约和社会责任等因素，确保医院的发展与社会、环境的和谐共生。

（二）战略目标

1. 提升医疗服务质量

医院总体战略规划的首要目标是提升医疗服务质量。这包括提高医疗技术的精准性、安全性和有效性，优化服务流程，提升患者满意度。通过持续改进医疗服务质量，医院可以赢得患者的信任和忠诚，增强市场竞争力。

2. 拓展医疗服务领域

随着人口老龄化和健康需求的多样化，医院需要不断拓展医疗服务领域，满足患者多元化的健康需求。这包括开展特色专科建设、推广健康管理等新业务，以及加强与其他医疗机构的合作与交流，形成优势互补、资源共享的发展格局。

3. 强化人才培养与引进

人才是医院发展的核心要素。医院应制定科学的人才培养计划，加强医疗、护理、管理等专业人才的培养和引进。通过构建完善的人才梯队，医院可以不断提升员工的专业素养和综合能力，为医院的长期发展提供有力的人才保障。

4. 加强科研与技术创新

科研与技术创新是医院提升核心竞争力的重要途径。医院应加大科研投入，鼓励员工开展科研活动，推动医疗技术的创新与应用。同时，医院还应加强与高校、科研机构等的合作与交流，引进先进的科研成果和技术成果，提升医院的科技创新能力。

5. 提升医院品牌形象

医院品牌形象是医院软实力的重要体现。医院应通过提升服务质量、加强宣传推广、开展公益活动等方式，不断提升自身的品牌形象和知名度。通过塑造良好的品牌形象，医院可以吸引更多的患者和优秀人才，为医院的长期发展奠定坚实的基础。

6. 优化医院管理体制

医院管理体制的优化是提升医院运营效率和服务质量的关键。医院应建立科学、规范、高效的管理体系，完善内部管理机制和流程，提高管理效率和决策水平。同时，医院还应注重管理创新，引入现代管理理念和方法，推动医院管理的现代化和科学化。

（三）原则与目标之间的逻辑关系

医院总体战略规划的制定原则与目标之间存在紧密的逻辑关系。制定原则是确保战略目标实现的重要保障，而战略目标的实现则是制定原则的具体体现。在制定原则的指导下，医院可以明确发展方向和重点任务，为战略目标的实现提供有力支撑；而战略目标的设定则可以为制定原则提供明确的方向和目标导向，确保规划的科学性和合理性。因此，在制定医院总体战略规划时，应充分考虑制定原则与目标之间的逻辑关系，确保二者相互协调、相互促进。

医院总体战略规划的制定原则与目标构成了医院发展战略的核心框架。遵循这些原则并明确战略目标，有助于医院在激烈的市场竞争中保持优势地位，实现可持续发展。同时，这些原则与目标也为医院在日常运营和决策中提供了指导和依据，确保了医院发展的科学性和有效性。

二、医院总体战略规划的主要内容与结构

医院总体战略规划是医院未来发展的蓝图和行动纲领，其内容涵盖了医院发展的各个方面，结构则体现了规划的逻辑性和系统性。下面将详细阐述医院总体战略规划的主要内容与结构。

（一）医院总体战略规划的主要内容

医院总体战略规划的主要内容通常包括以下几个方面：

1. 发展战略定位

发展战略定位是医院总体战略规划的核心，它决定了医院在未来的发展方向和竞争优势。医院需要根据自身的资源条件、市场需求和竞争态势，明确自身在市场中的定位，选择适合自身的发展战略，如差异化战略、成本领先战略和集中化战略等。

2. 服务能力提升计划

服务能力是医院竞争力的关键。医院需要制定详细的服务能力提升计划，包括提升医疗技术水平、优化服务流程、改善就医环境等方面。通过不断提升服务质量和服务效率，医院可以满足患者日益增长的健康需求，提升患者满意度和忠诚度。

3. 学科建设与发展规划

学科建设是医院发展的基础。医院需要制定学科建设与发展规划，明确各学科的发展方向和目标，加强学科间的交叉融合和创新协作。通过建设一批具有特色和优势的学科群，医院可以形成自身的学科优势和品牌效应，提升整体竞争力。

4. 人力资源开发与管理

人才是医院发展的核心。医院需要制定人力资源开发与管理计划，包括人才引进、培养、使用和激励等方面。通过构建完善的人才梯队和激励机制，医院可以吸引和留住优秀人才，为医院的长期发展提供有力的人才保障。

5. 科研与教学发展规划

科研与教学是医院提升综合实力的重要途径。医院需要制定科研与教

学发展规划，明确科研与教学的发展方向和目标，加强科研团队建设和项目管理，推动科研成果的转化和应用。同时，医院还应积极开展教学工作，培养更多优秀的医学人才。

6. 信息化建设与智慧医疗

信息化建设是现代医院发展的重要支撑。医院需要制定信息化建设与智慧医疗规划，加强医院信息系统的建设和完善，推动医疗服务的数字化、智能化和网络化。通过信息化建设，医院可以提高管理效率和服务质量，为患者提供更加便捷、高效的医疗服务。

7. 财务管理与经济效益分析

财务管理是医院运营的重要保障。医院需要制定财务管理与经济效益分析计划，加强财务管理和成本控制，提高经济效益和运营效率。同时，医院还应进行经济效益分析，评估各项投资项目的风险和收益，为决策提供科学依据。

（二）医院总体战略规划的结构

医院总体战略规划的结构应体现逻辑性和系统性，通常包括以下几个部分：

1. 外部环境分析

外部环境分析是制定战略规划的基础。医院需要对市场环境、政策环境、社会环境等外部因素进行深入分析，识别出影响医院发展的机遇和挑战。通过外部环境分析，医院可以更加准确地把握市场动态和发展趋势，为制定发展战略提供科学依据。

2. 内部条件分析

内部条件分析是评估医院自身实力和潜力的关键环节。医院需要对自身的资源条件、组织结构、管理水平等方面进行全面评估，识别出自身的优势和劣势。通过内部条件分析，医院可以更加清晰地认识自身的发展状况和不足，为制定发展战略提供有针对性的建议。

3. 战略选择与定位

在深入分析了外部环境和内部条件之后，医院需要选择合适的发展战略并进行定位。战略选择应充分考虑医院的实际情况和市场需求，确保战略的可行性和有效性。定位则需要明确医院在市场中的竞争地位和发展方向，为医院的长期发展奠定坚实基础。

4. 战略实施计划

战略实施计划是医院总体战略规划的核心部分。医院需要制定详细的实施计划，包括具体的目标、任务、措施和时间节点等。实施计划应具有可操作性和可衡量性，能够指导医院各部门和员工有序开展各项工作。

5. 风险评估与应对

在制定战略实施计划时，医院还需要对可能面临的风险进行评估，并制定相应的应对措施。风险评估应全面考虑各种潜在风险，包括市场风险、技术风险、管理风险等。应对措施则应具有针对性和实效性，能够有效降低风险对医院发展的影响。

三、医院总体战略规划的实施路径与措施

医院总体战略规划的制定仅是一个开始，而如何将规划从蓝图转化为实际行动，实现战略目标，则依赖于具体的实施路径与措施。

（一）实施路径规划

实施路径规划是医院总体战略规划落地的关键步骤，它涉及医院各个方面的工作和流程。以下是一些关键的实施路径：

1. 分解战略规划目标

医院总体战略规划的目标往往较为宏观和长远，为了使其更具操作性和可衡量性，需要将其分解为具体的短期、中期和长期目标。这些目标应该与医院的科室、部门和个人职责相对应，确保每个层级和岗位都能明确自身的目标和任务。

2. 制定详细行动计划

针对每个分解后的目标，医院需要制定详细的行动计划。行动计划应包括具体的实施步骤、时间表、责任人以及所需的资源支持。这样的计划能够确保医院各部门和人员按照既定的路径和节奏推进工作，实现目标。

3. 加强跨部门协同合作

医院各部门之间的协同合作是实施战略规划的重要保障。通过建立健全的沟通协调机制，促进各部门之间的信息共享、资源共享和协作配合，可以确保战略规划的顺利实施。此外，医院还可以建立跨部门项目组或工作小组，以项目化的方式推进重点工作，提高执行效率。

4. 建立监测与评估机制

实施路径规划的过程中，建立监测与评估机制至关重要。通过对战略规划实施情况的定期监测与评估，医院可以及时发现问题和不足，调整实施策略，确保规划目标的顺利实现。同时，监测与评估结果还可以作为医院改进管理和提升服务质量的重要依据。

（二）实施措施制定

实施措施是医院总体战略规划落地的具体手段和方法。以下是一些关键的实施措施：

1. 强化组织领导与责任落实

医院应成立战略规划实施领导小组，由医院高层领导担任组长，相关部门负责人作为成员，负责统筹协调战略规划的实施工作。同时，要明确各级领导和员工的责任和任务，确保每个人都能够按照规划要求履行职责，推动战略规划的落实。

2. 加强人才队伍建设

人才是医院发展的核心力量。医院应加大人才引进和培养力度，建立健全的人才激励机制和职业发展通道，吸引和留住优秀人才。同时，要加强员工培训和继续教育，提升员工的专业素养和综合能力。

3. 推进信息化建设与技术创新

信息化建设与技术创新是提升医院服务质量和效率的重要手段。医院应加大信息化建设投入，完善医院信息系统和数据平台，推动医疗服务的数字化、智能化和网络化。同时，要鼓励和支持技术创新和研发，推动医疗技术的更新换代和升级优化，提升医院的核心竞争力。

4. 优化资源配置与管理

资源的合理配置和高效利用是医院战略规划实施的关键。医院应根据战略规划的目标和要求，优化人力资源、物质资源和资金资源的配置，确保各项工作的顺利开展。同时，要加强预算管理、成本核算和绩效评价等工作，提高医院的管理水平和运营效率。

5. 提升服务品质与患者体验

服务品质与患者体验是医院发展的生命线。医院应以患者需求为导向，不断提升服务质量和水平，改善患者就医体验。通过优化服务流程、改善服务环境、加强医患沟通等措施，提升患者的满意度和忠诚度，增强医院的市场竞争力。

6. 加强对外合作与交流

医院应加强与其他医疗机构、科研机构和高校等的合作与交流，共享资源、互学互鉴、协同发展。通过合作与交流，医院可以引进先进的医疗技术和管理经验，提升自身的综合实力和影响力。同时，还可以借助外部力量推动医院战略规划的实施和落地。

（三）实施路径与措施的关联与协同

实施路径与措施是医院总体战略规划落地的两个重要方面，它们之间密切相关、相互协同。实施路径为医院提供了明确的行动方向和步骤，而实施措施则是实现这些步骤的具体手段和方法。在实施过程中，医院应根据实际情况不断调整和优化实施路径和措施，确保它们之间的协同配合和相互促进。

医院总体战略规划的实施路径与措施是确保规划落地的关键所在。通过制定科学合理的实施路径和措施，医院可以有序推进各项工作，实现战略目标，为医院的可持续发展奠定坚实基础。同时，在实施过程中还需要注重监测与评估、持续改进和创新发展等方面的工作，以确保战略规划的顺利实施和取得实效。

四、医院总体战略规划的评估与调整

医院总体战略规划的制定与实施是一个动态的过程，需要不断进行评估与调整，以适应外部环境的变化和内部条件的演变。评估与调整不仅是战略规划的重要组成部分，更是确保医院持续、稳定、健康发展的关键环节。

（一）战略规划评估的必要性

战略规划评估是对医院战略规划实施效果进行客观分析和评价的过程。通过评估，医院可以了解战略规划的实际执行情况，识别出存在的问题和不足，为后续的调整和优化提供依据。同时，评估还有助于医院总结经验教训，提升战略规划的制定和执行能力。

（二）战略规划评估的主要内容

战略规划评估的内容涵盖了多个方面，包括目标完成情况、资源利用效率、服务质量提升、经济效益增长等。医院应建立科学的评估指标体系，运用定量和定性相结合的方法，对战略规划的各个方面进行全面、客观、准确的评估。此外，医院还应关注患者满意度、员工满意度等软性指标，以全面反映战略规划的综合效果。

（三）战略规划评估的方法与流程

在战略规划评估中，医院可以采用多种方法与流程。首先，通过数据收集和分析，了解战略规划的实际执行情况。其次，运用比较分析法、趋势分析法等方法，对战略规划的实施效果进行定量评估。同时，还可以采用问卷调查、访谈等方式，收集患者、员工等利益相关者的意见和建议，进行定性评估。最后，综合定量和定性评估结果，形成战略规划评估报告，为调整和优化提供依据。

（四）战略规划调整的依据与原则

战略规划的调整是在评估基础上进行的。当外部环境发生重大变化或内部条件出现显著调整时，医院需要对战略规划进行适时调整。调整的依据包括市场需求变化、政策法规调整、技术进步等因素。在调整过程中，医院应遵循科学性、可行性、灵活性等原则，确保调整后的战略规划更加符合实际情况和发展需要。

（五）战略规划调整的具体措施

战略规划调整的具体措施应根据评估结果和实际情况来确定。一方面，医院可以对目标进行适当调整，以更好地适应市场需求和竞争态势。另一方面，医院可以优化资源配置，提高资源利用效率，为战略规划的实施提供有力保障。

（六）战略规划评估与调整的循环机制

战略规划的评估与调整不是一次性的工作，而是一个持续循环的过程。医院应建立战略规划评估与调整的循环机制，定期对战略规划进行评估与调整，确保战略规划始终与医院的发展实际和市场需求保持高度契合。同时，医院还应加强战略规划的监测和预警，及时发现并应对潜在风险和挑战。

（七）战略规划评估与调整中的风险管理

在战略规划的评估与调整过程中，风险管理是一个不可忽视的环节。医院应建立完善的风险管理机制，对可能出现的风险进行识别、评估、监控和应对。通过制定风险应对策略和措施，医院可以降低风险对战略规划实施的影响，确保医院的稳定发展。

（八）战略规划评估与调整的文化建设

战略规划的评估与调整不仅需要制度和流程的保障，还需要文化的支撑。医院应加强战略规划评估与调整的文化建设，营造积极向上、开放包容的文化氛围。通过培训、宣传等方式，提高员工对战略规划评估与调整的认识和重视程度，形成全员参与、共同推进的良好局面。

（九）战略规划评估与调整的信息化支撑

在信息化时代，战略规划的评估与调整需要充分利用信息技术手段。医院应建立完善的信息系统，实现战略规划相关数据的实时采集、分析和报告。通过数据挖掘、人工智能等技术手段，医院可以更加精准地评估战略规划的实施效果，为调整和优化提供有力支持。

医院总体战略规划的评估与调整是一个动态、循环的过程，需要医院根据实际情况和市场需求进行适时调整和优化。通过科学评估、合理调整、有效管理，医院可以确保战略规划的顺利实施和取得实效，为医院的持续、稳定、健康发展奠定坚实基础。

第三节　医院战略管理过程

一、医院战略分析：环境与内部资源评估

医院战略分析作为战略管理过程的起始阶段，其核心在于对医院外部环境与内部资源进行深入的评估。战略分析不仅是对医院现状的全面审视，更是对未来发展趋势的敏锐洞察。

（一）外部环境分析

外部环境分析旨在探究医院所处宏观环境、行业环境以及竞争态势对医院发展的影响。宏观环境分析关注政策法规、经济状况、社会文化和科技进步等因素对医院的潜在影响。行业环境分析则聚焦于医疗行业的市场规模、增长趋势、行业结构和竞争格局，以揭示医院在行业中的位置与竞争力。

（二）内部资源与能力评估

内部资源与能力评估是对医院内部资源状况、组织结构、运营效率以及核心竞争力的系统梳理。资源评估涉及人力资源、物质资源、技术资源以及财务资源等多个方面，旨在明确医院资源的数量、质量及配置效率。能力评估则关注医院在医疗服务、科研教学、运营管理等方面的实际表现，以及医院文化、组织结构对能力发挥的影响。

（三）SWOT 分析在战略分析中的应用

SWOT 分析作为一种常用的战略分析工具，在医院战略分析中同样具有重要应用价值。通过 SWOT 分析，医院可以将外部环境的机会和威胁与内部资源的优势和劣势进行匹配，形成四种不同的战略组合：优势—机会（SO）战略、劣势—机会（WO）战略、优势—威胁（ST）战略和劣势—威胁（WT）战略。每种战略组合都对应着不同的战略行动方向，有助于医院在复杂多变的环境中做出明智的战略选择。

（四）PEST 分析与五力模型在战略分析中的运用

PEST 分析作为宏观环境分析工具，能够帮助医院识别政治、经济、社会和技术等方面的关键因素，进而分析这些因素对医院发展的潜在影响。五力模型则从行业角度出发，分析供应商的议价能力、购买者的议价能力、潜在进入者的威胁、替代品的威胁以及同行业竞争者的竞争态势，以揭示医院在行业中的竞争地位和未来发展潜力。这两种分析工具的结合运用，能够为医院提供一个全面而深入的外部环境分析框架。

（五）战略分析中的定量与定性方法

在战略分析中，定量与定性方法各有其优势。定量方法通过数据收集和分析，能够提供客观、精确的信息支持，如市场调研数据、行业统计数据等。定性方法则通过访谈、观察等方式获取深入、细致的信息，有助于揭示问题的本质和内在联系。在医院战略分析中，应根据具体情况选择合适的方法组合，以确保分析结果的全面性和准确性。

（六）战略分析结果的整合与解读

战略分析结果的整合与解读是战略分析过程的最后一步。通过对外部环境与内部资源的全面分析，医院应形成一份清晰、具体的战略分析报告，明确医院面临的机遇与挑战、自身的优势与劣势，以及未来发展方向和战略重点。这份报告将为医院高层管理者提供决策依据，为战略制定和实施奠定坚实基础。

二、医院战略选择：战略方案的制定与筛选

医院战略选择是战略管理过程中的关键环节，涉及战略方案的制定、评估与筛选，是医院根据战略分析的结果，结合医院使命、愿景和价值观，确定未来发展方向和竞争策略的过程。

（一）战略方案制定的原则与依据

在制定战略方案时，医院应遵循一定的原则，确保方案的科学性、合理性和可行性。这些原则包括市场导向原则、资源匹配原则、可持续发展原则以及创新引领原则等。同时，战略方案的制定应依据战略分析的结果，充分考虑外部环境的机会与威胁以及内部资源的优势与劣势，确保方案与医院实际情况相契合。

（二）多元化战略方案的构建

为了应对复杂多变的市场环境，医院需要构建多元化的战略方案。这些方案可以包括扩张战略、收缩战略、稳定战略以及转型战略等。扩张战略旨在通过扩大规模、拓展市场等方式提升医院竞争力；收缩战略则适用于市场环境恶化或内部资源紧张时，通过缩减规模、优化结构等方式降低成本、提高效率；稳定战略强调在稳定的市场环境中保持现有业务规模和市场份额；转型战略则适用于医院需要彻底改变现有业务模式或发展方向时。

（三）战略方案的评估与比较

在构建多元化战略方案后，医院需要对这些方案进行评估与比较。评估过程应综合考虑方案的可行性、风险性、预期收益以及资源需求等因素。通过定性和定量相结合的方法，医院可以对不同方案进行优劣分析，为后续的筛选提供依据。同时，医院还应关注方案实施后可能带来的社会影响和伦理问题，确保方案的合法性和道德性。

（四）战略筛选的标准与流程

战略筛选是医院在多个战略方案中选择最优方案的过程。筛选标准应包括方案的适应性、创新性、可操作性和长期效益等。适应性指方案应能适应外部环境的变化和内部条件的发展；创新性则强调方案应具有新颖性和独特性，能够引领医院发展潮流；可操作性要求方案应具体、明确，易于实施和管理；长期效益则关注方案对医院未来发展的贡献和潜在价值。筛选流程应科学、规范，确保公正、公平、公开。医院可以成立专门的战略委员会或聘请外部专家进行方案评审和筛选，确保选择出最符合医院发展需求的战略方案。

（五）战略选择的决策机制

战略选择的决策机制是医院在战略方案筛选后做出最终选择的过程。这一机制应确保决策的科学性、民主性和有效性。医院可以通过高层管理团队讨论、员工代表大会审议或专家咨询等方式进行决策。在决策过程中，应充分听取各方面的意见和建议，综合考虑医院的整体利益和长远发展，确保决策结果的合理性和可接受性。

（六）战略选择的风险管理与应对策略

战略选择过程中必然伴随着一定的风险。为了降低风险并确保战略实施的顺利进行，医院需要建立完善的风险管理机制和应对策略。这包括识别可能出现的风险因素、评估风险的潜在影响、制定风险应对措施以及建立风险监控和预警系统。通过风险管理，医院可以在战略实施过程中及时应对各种挑战和变化，确保战略目标的实现。

（七）战略选择的文化适应与组织保障

战略选择不仅是一个决策过程，也是一个文化适应和组织保障的过程。医院在选择战略方案时，应充分考虑医院文化的特点和员工的接受程度，确保战略方案与医院文化相契合。同时，医院还需要调整组织结构、优化资源配置、提升员工能力等方面为战略实施提供组织保障。通过文化适应和组织保障，医院可以确保战略方案的有效实施和顺利推进。

医院战略选择是一个复杂而重要的过程，涉及战略方案的制定、评估、筛选以及决策等多个环节。通过科学合理地制定和筛选战略方案，医院可以确保选择出最适合自身发展需求的战略，为医院的长期发展奠定坚实基础。同时，医院还需要注重战略选择过程中的风险管理和文化适应问题，确保战略实施的顺利进行和最终成功。

三、医院战略实施：组织、文化与资源的协同

医院战略实施是将战略决策转化为实际行动的过程，它涉及医院组织结构、医院文化以及资源配置等多个方面的协同作用。这一过程旨在确保医院战略的有效执行，实现医院战略目标的达成。

（一）组织结构的优化与调整

组织结构的优化与调整是医院战略实施的基础。根据战略需求，医院需要对现有的组织结构进行审视，识别出可能阻碍战略实施的因素，并进行相应的优化和调整。这可能包括重新划分职能部门、调整管理层级、优化决策流程等。通过优化组织结构，医院能够确保战略决策迅速、准确地传达到各个执行层面，提高战略实施的效率。

（二）医院文化的塑造与强化

医院文化是医院战略实施的重要支撑。医院文化包括价值观、信仰、行为准则等，它对员工的思维方式和行为方式具有深远的影响。为了确保战略的有效实施，医院需要塑造和强化与战略相契合的文化氛围。这包括通过内部宣传、培训、激励等方式，使员工深刻理解并认同医院的战略目标和价值观，形成共同的价值追求和行为规范。

（三）资源的合理配置与利用

资源的合理配置与利用是医院战略实施的关键。医院资源包括人力资源、物力资源、财力资源等多个方面。为了确保战略的有效实施，医院需要对资源进行全面的梳理和评估，根据战略需求进行合理的配置和利用。这可能涉及人力资源的调配、物力资源的采购与分配、财力资源的投入与使用等方面。通过合理配置资源，医院能够确保战略实施过程中所需的各种资源得到充分的保障，为战略目标的实现提供有力的支持。

（四）战略实施中的沟通与协调

战略实施过程中的沟通与协调是确保战略顺利推进的重要环节。医院需要建立有效的沟通机制，确保战略决策和实施过程中的信息能够及时、准确地传达到各个部门和员工。同时，医院还需要加强部门之间的协调与合作，打破信息壁垒和部门壁垒，形成合力共同推动战略的实施。通过加强沟通与协调，医院能够降低战略实施过程中的摩擦和阻力，提高战略实施的效率和质量。

（五）战略实施的监控与评估

战略实施的监控与评估是确保战略有效执行的重要手段。医院需要建立科学的监控机制，对战略实施过程进行全程跟踪和监控，及时发现并解决问题。同时，医院还需要定期对战略实施的效果进行评估，分析战略实施过程中的成功经验和存在问题，为后续的调整和优化提供依据。通过监控与评估，医院能够确保战略实施过程的可控性和有效性，为战略目标的达成提供有力的保障。

（六）战略实施中的风险管理与应对

战略实施过程中不可避免地会面临各种风险和挑战。为了应对这些风险和挑战，医院需要建立完善的风险管理机制，对可能出现的风险进行预测和评估，并制定相应的应对措施。同时，医院还需要加强员工的风险意识培训，提高员工对风险的识别和应对能力。通过风险管理与应对，医院能够降低战略实施过程中的风险损失，确保战略的稳定推进。

（七）战略实施的持续改进与优化

战略实施是一个持续改进与优化的过程。随着医院内外部环境的变化和战略实施的深入推进，医院需要对战略实施过程进行不断的反思和总结，识别出存在的问题和不足，并进行相应的改进与优化。这可能涉及对组织结构的进一步调整、对医院文化的进一步塑造、对资源配置的进一步优化等方面。通过持续改进与优化，医院能够不断提高战略实施的效果和质量，为医院的长期发展奠定坚实的基础。

四、医院战略控制：监测、评估与调整机制

医院战略控制是战略管理过程的最后环节，其重要性在于确保战略实施的连贯性、准确性和有效性。通过战略控制，医院能够持续监测战略实施的进展，评估战略执行的效果，并在必要时对战略进行适时调整，以适应不断变化的内外部环境。

（一）战略控制机制的构建原则

构建医院战略控制机制应遵循目标导向、系统性、动态性和可操作性等原则。目标导向原则要求战略控制机制紧密围绕医院战略目标展开，确保所有控制活动都服务于目标的实现；系统性原则强调战略控制应覆盖医院战略实施的全过程，涉及各个部门和层级；动态性原则意味着战略控制机制应具备灵活性，能够随着环境变化和战略实施情况的调整而调整；可操作性原则则要求战略控制机制应具体、明确，便于执行和监控。

（二）战略实施进度的监测与追踪

战略实施进度的监测与追踪是战略控制的基础工作。医院应建立定期报告制度，通过收集和分析各部门、各业务单元的战略执行情况数据，了解战略实施的进展情况。同时，利用信息化手段，如战略管理系统、数据分析工具等，对战略实施过程进行实时监控，确保战略实施的每一步都在掌控之中。

（三）战略实施效果的评估与分析

战略实施效果的评估与分析是战略控制的核心环节。医院应建立科学的评估体系，运用定量和定性相结合的方法，对战略实施的效果进行全面、客观地评估。评估内容包括但不限于战略目标的达成情况、战略措施的执行效果、资源利用效率等。通过评估，医院可以了解战略实施的成效和不足，为后续的战略调整提供依据。

（四）战略调整的依据与决策流程

在战略实施过程中，由于内外部环境的变化或战略执行中出现的问题，可能需要对战略进行调整。战略调整的依据主要来自战略实施效果的评估结果、市场变化信息、竞争对手动态以及医院内部条件的变化等。在决策流程上，医院应建立战略调整审议机制，由战略管理部门或战略委员会对战略调整方案进行审议和决策。决策过程中应充分听取各方意见，确保决策的科学性和合理性。

（五）战略控制的反馈与沟通机制

战略控制的反馈与沟通机制是确保战略控制有效性的关键。医院应建立多层次的反馈渠道，鼓励员工积极参与战略实施的反馈工作，及时反映战略执行中的问题和建议。同时，加强内部沟通，确保战略信息在各部门、各层级之间的畅通无阻。通过反馈与沟通，医院可以及时发现并解决问题，推动战略实施的顺利进行。

（六）战略控制的风险管理与预警系统

在战略控制过程中，风险管理同样重要。医院应建立完善的风险管理机制和预警系统，对战略实施过程中可能出现的风险进行预测和防范。通过识别潜在风险、评估风险影响、制定风险应对措施等方式，降低战略实施的风险水平。同时，建立风险预警系统，实时监控战略实施过程中的风险变化，及时发出预警并采取相应措施，确保战略实施的稳健进行。

（七）战略控制的持续改进与优化

战略控制并非一成不变，而是随着医院发展和战略环境的变化持续改进与优化。医院应定期对战略控制机制进行审查和评估，发现其中的不足和缺陷，并及时进行改进。同时，根据战略实施的效果和市场环境的变化，对战略控制机制进行必要的调整和优化，使其更加符合医院的发展需求和市场趋势。

（八）战略控制的文化培育与意识提升

战略控制的有效实施离不开医院文化的支持和员工意识的提升。医院应积极培育与战略控制相适应的文化氛围，强调目标导向、责任意识和持续改进等价值观。同时，加强员工对战略控制的理解和认识，提升员工的战略意识和控制能力，使战略控制成为医院全体员工的共同行为准则。

第四节　新形势下医院发展战略选择

一、医疗改革背景下的医院发展战略调整①

为了适应改革要求，提升医院的核心竞争力，医院必须对其发展战略进行适时的调整与优化。

（一）医疗改革政策解读及其对医院发展的影响

医疗改革政策作为引导医院发展的外部力量，其变化直接影响着医院的发展方向和战略选择。近年来，医疗改革政策在医疗服务体系、医保制度、药品供应保障等多个方面进行了深入的调整和完善。这些政策变革不仅要求医院提高服务效率和质量，还鼓励医院在管理体制、服务模式等方面进行创新。因此，医院需要深入解读医疗改革政策，明确政策导向，把握发展机遇，以政策为指引调整自身的发展战略。

（二）医院发展战略调整的原则与方向

在医疗改革背景下，医院发展战略的调整应遵循市场导向、患者需

---

① 参见张鹭鹭、李士雪《医院管理学概论》，中国协和医科大学出版社 2022 年版，第 30 页。

求、资源优化和创新驱动等原则。具体来说，医院应密切关注市场动态，了解患者需求变化，优化资源配置，提高资源利用效率，同时加强创新驱动，推动医院在技术创新、管理创新和服务创新等方面取得突破。在战略方向上，医院应着力提升医疗服务质量，拓展医疗服务领域，加强人才培养和引进，提升医院的整体实力和竞争力。

（三）医院内部管理机制的优化与创新

内部管理机制的优化与创新是医院发展战略调整的重要组成部分。医院应建立健全现代医院管理制度，完善法人治理结构，明确各方权责关系，推动医院管理的科学化、规范化和精细化。同时，医院还应加强信息化建设，利用信息技术提高医院管理效率和服务水平。此外，医院还应注重人才培养和引进，建立激励机制，激发员工的积极性和创造力，为医院的可持续发展提供有力的人才保障。

（四）医疗服务模式的转型与升级

医疗服务模式的转型与升级是医院发展战略调整的关键环节。医院应积极探索以患者为中心的服务模式，加强医患沟通，提升患者就医体验。同时，医院还应推动多学科协作和整合式医疗服务，提高疑难病症的诊治水平。此外，随着互联网医疗的发展，医院还应加强线上线下服务的融合，为患者提供更加便捷、高效的医疗服务。

（五）医院品牌建设与市场推广策略

在医疗改革背景下，医院品牌建设与市场推广策略对提升医院知名度和影响力具有重要意义。医院应明确自身的品牌定位，突出特色优势，打造具有竞争力的品牌形象。同时，医院还应制定有效的市场推广策略，利用多种渠道进行宣传和推广，吸引更多的患者前来就医。此外，医院还应加强与政府、社会组织等各方面的合作与交流，扩大医院的社会影响力。

（六）医院成本控制与经济效益提升

成本控制与经济效益提升是医院发展战略调整中不可忽视的方面。医院应建立健全成本控制机制，加强成本核算和管理，降低运营成本。同时，医院还应优化收入结构，提高医疗服务附加值，增强医院的经济效益。此外，医院还应注重社会效益的提升，积极参与公益事业，履行社会责任，树立良好的社会形象。

（七）医疗安全与风险管理机制的完善

在医疗改革背景下，医疗安全与风险管理机制的完善对保障患者权益和医院稳定发展具有重要意义。医院应建立健全医疗安全管理制度，加强医疗质量监管和风险评估，及时发现并消除安全隐患。同时，医院还应加强医疗纠纷预防和处理机制的建设，妥善处理医患矛盾，维护医院的和谐稳定。

（八）医院发展战略调整的实施与保障措施

医院发展战略调整的实施与保障措施是确保战略落地生效的关键环节。医院应制定详细的实施方案和时间表，明确各项任务的责任人和完成时限。同时，医院还应建立战略实施的监测与评估机制，定期对战略实施情况进行检查和评估，及时发现问题并进行调整。此外，医院还应加强组织领导和沟通协调，确保各项措施得到有效执行。

二、信息技术发展对医院战略选择的影响

在数字化、信息化快速发展的当下，信息技术已经成为医院发展的重要支撑力量，对医院战略选择产生了深远的影响。① 医院需要紧跟信息技术发展的步伐，充分利用信息技术提升医疗服务质量、优化管理流程、增强核心竞争力，以适应新形势下的战略需求。

（一）信息技术发展概述及其在医疗领域的应用

信息技术的发展日新月异，包括云计算、大数据、人工智能、物联网等在内的新兴技术正在深刻改变着各行各业，医疗领域亦不例外。云计算为医院提供了高效、弹性的数据存储和处理能力；大数据则帮助医院挖掘和分析海量医疗数据，发现潜在的价值；人工智能则在辅助诊断、机器人手术、个性化治疗等方面展现了巨大的潜力；物联网则通过智能设备的连

① 参见赵华锋《现代信息技术在医院档案管理中的应用》，《办公自动化》2023 年第 1 期，第 27—28 页。

接和数据的互通，实现了医疗服务的智能化和便捷化。

（二）信息技术对医院服务模式的创新

信息技术的引入，使得医院服务模式得以创新。通过建设电子病历系统、远程医疗平台、移动医疗应用等，医院能够实现患者信息的数字化管理，提供跨地域的医疗服务，以及个性化的健康管理方案。这不仅提高了医疗服务的质量和效率，也增强了患者的就医体验和满意度。

（三）信息技术对医院管理流程的优化

在医院管理层面，信息技术同样发挥着重要作用。通过构建医院信息系统、资源管理系统等，医院能够实现对医疗资源、人力资源、财务资源等的全面管理和优化。这有助于降低医院运营成本，提高管理效率，为医院的战略决策提供有力支持。

（四）信息技术对医院核心竞争力的提升

信息技术的运用，有助于提升医院的核心竞争力。一方面，通过信息化建设，医院能够形成独特的服务品牌，吸引更多的患者；另一方面，信息技术能够帮助医院提升医疗服务质量和技术水平，增强医院的市场竞争力。此外，信息技术还有助于加强医院与其他医疗机构、科研机构等的合作与交流，共同推动医疗事业的发展。

（五）信息技术在医院战略决策中的应用

在战略决策层面，信息技术为医院提供了强大的数据支持和分析能力。通过对医疗数据、市场数据、政策数据等的深入挖掘和分析，医院能够更准确地把握市场动态和患者需求，为战略决策提供科学依据。同时，信息技术还有助于医院建立战略决策支持系统，实现决策的智能化和精准化。

（六）信息技术发展带来的挑战与应对策略

信息技术的发展给医院带来了诸多挑战，如数据安全与隐私保护问题、信息系统的稳定性与可靠性问题、信息技术人员的培养与引进问题等。面对这些挑战，医院需要制定相应的应对策略，如加强数据安全管理、优化信息系统架构、加强信息技术人员的培训与引进等，以确保信息技术的健康发展与有效应用。

（七）信息技术在医院未来发展战略中的地位

展望未来，信息技术在医院发展战略中的地位将更加重要。随着医疗改革的深入和市场竞争的加剧，医院需要更加注重信息化建设，以信息技术为驱动，推动医院在服务模式、管理流程、核心竞争力等方面的全面提升。同时，医院还应积极探索信息技术与其他新兴技术的融合应用，如人工智能与医疗服务的结合、物联网在医疗健康管理中的应用等，以开创新的服务模式和业务领域。

（八）医院信息化建设的路径与措施

为了充分利用信息技术推动医院发展，医院需要制定明确的信息化建设路径与措施。这包括确定信息化建设的目标和愿景、制定详细的实施计划和时间表、加强信息化基础设施的建设和维护、推动信息系统的集成和优化、加强信息技术人员的培养和引进等。通过这些措施的实施，医院将逐步建立起完善的信息化体系。

三、市场竞争与医院差异化战略的选择与实施

在市场竞争日益激烈的医疗行业中，医院如何制定并实施差异化战略，以凸显自身特色、提升竞争力，成为新形势下医院发展战略选择的重要课题。

（一）市场竞争环境分析

深入分析市场竞争环境是医院制定差异化战略的基础。医院应全面评估当前医疗市场的竞争格局、患者需求变化、政策导向等因素，明确自身在市场中的定位和发展方向。通过对比竞争对手的优势与劣势，医院可以发现潜在的机会和威胁，为差异化战略的选择提供依据。

（二）医院差异化战略的内涵与特征

差异化战略的核心在于创造和提供独特且有价值的服务。医院的差异化战略应体现在医疗服务、技术创新、品牌建设等多个方面。通过提供个性化的诊疗方案、优质的护理服务、便捷的就医流程等，医院可以形成自身的特色优势，提升患者的满意度和忠诚度。同时，医院还应注重技术创新和品牌建设，通过引进新技术、开展特色诊疗项目等方式，增强医院的核心竞争力。

（三）差异化战略的选择依据与决策过程

医院在选择差异化战略时，应充分考虑自身的资源能力、市场定位和发展目标。通过对医院内部条件和外部环境的综合分析，确定适合自身的差异化战略方向。在决策过程中，医院应运用科学的方法和工具，如 SWOT 分析、PEST 分析等，对战略方案进行评估和选择，确保战略的有效性和可行性。

（四）差异化战略的实施路径与措施

差异化战略的实施需要医院从多个方面入手。首先，医院应优化服务流程，提升服务质量。通过改进诊疗流程、加强医患沟通、提升护理水平等方式，提高患者的就医体验。其次，医院应加大技术创新力度，引进和研发新技术、新项目，提升医院的诊疗水平和服务能力。最后，医院应加强品牌建设和市场推广，提升医院的知名度和影响力。

（五）差异化战略实施中的风险管理与控制

在实施差异化战略的过程中，医院应建立风险管理机制，对可能出现的风险进行预测、评估和监控。同时，医院还应制定相应的应对措施，如加强内部管理、完善制度建设、提升员工素质等，以应对可能出现的风险和挑战。

（六）差异化战略实施效果的评估与反馈

对差异化战略实施效果的评估是医院战略管理的重要环节。医院应建立科学的评估体系，定期对战略实施情况进行检查和评估。通过收集和分析相关数据和信息，了解战略实施的效果和存在的问题，为战略调整和优化提供依据。同时，医院还应建立反馈机制，及时收集患者和员工的意见和建议，为战略改进提供参考。

（七）医院差异化战略与可持续发展的关系

差异化战略不仅有助于医院在市场竞争中脱颖而出，更是实现医院可持续发展的重要途径。通过不断创新和提供独特的服务，医院可以形成稳定的患者群体和品牌形象，为医院的长期发展奠定坚实基础。同时，差异化战略还可以激发医院的创新活力，推动医院在技术、管理等方面的不断进步，为医院的可持续发展注入强大动力。

（八）新形势下医院差异化战略的创新与发展

在新形势下，医院差异化战略的创新与发展显得尤为重要。医院应密切关注市场动态和技术发展趋势，及时调整和优化战略方向。通过引进新技术、开展特色诊疗项目、拓展服务领域等方式，不断提升医院的竞争力和创新能力。同时，医院还应加强与其他医疗机构、科研机构等的合作与交流，共同推动医疗行业的创新与发展。

四、国际化趋势与医院跨国发展战略的探索与实践

（一）国际化趋势下的医疗市场分析

随着全球经济一体化的深入发展，医疗市场的国际化趋势愈发明显。国际医疗市场竞争激烈，各国医院纷纷寻求跨国发展，以拓展服务领域、提升品牌影响力。同时，跨国医疗合作与交流也日益频繁，为医院提供了更广阔的发展空间和合作机会。在此背景下，医院需要深入分析国际医疗市场的竞争格局和发展趋势，为跨国发展战略的制定提供有力支撑。

（二）医院跨国发展战略的内涵与目标

医院跨国发展战略旨在通过跨国经营、国际合作等方式，提升医院的国际竞争力，实现服务的全球化拓展。其内涵包括国际化管理、国际化人才培养、国际化医疗服务等多个方面。通过跨国发展，医院可以引进国际先进的管理理念和技术手段，提升医疗服务的质量和水平。同时，也可以拓展国际医疗市场，增加医院的收入来源和品牌影响力。

（三）跨国发展战略的选择依据与决策框架

在选择跨国发展战略时，医院需要综合考虑自身的资源能力、市场定位和发展目标。通过对医院内部条件和外部环境的深入分析，确定适合自身的跨国发展路径和方式。在决策框架方面，医院可以运用 SWOT 分析、PEST 分析等方法，为战略决策提供科学依据。

（四）跨国发展战略的实施路径与关键举措

跨国发展战略的实施需要医院从多个方面入手。首先，医院应加强与国际知名医疗机构的合作与交流，引进先进的医疗技术和管理经验。其次，医院应积极参与国际医疗市场的竞争与合作，拓展国际医疗服务领域。再次，医院应加强国际化人才培养和引进力度，打造具备国际视野和竞争力的人才队伍。最后，医院应注重品牌建设和市场推广，提升医院在国际市场的知名度和影响力。

（五）跨国发展过程中的风险管理与应对策略

跨国发展虽然为医院带来了广阔的发展机遇，但也伴随着诸多风险和挑战。医院在跨国发展过程中需要关注的风险包括政治风险、法律风险、市场风险等。为了有效应对这些风险，医院应建立完善的风险管理机制，加强风险预警和监控；同时，制定灵活的应对策略，根据市场变化和风险情况及时调整战略方向和实施方案。

（六）跨国发展战略的绩效评估与持续改进

对跨国发展战略的绩效评估是确保战略有效实施的重要环节。医院应建立科学的绩效评估体系，定期对跨国发展的成果和效益进行评估。通过收集和分析相关数据和信息，了解战略实施的效果和存在的问题，为战略的持续改进提供依据。同时，医院还应注重经验教训的总结与分享，不断提升跨国发展的能力和水平。

（七）跨国发展与医院核心竞争力提升的互动关系

跨国发展不仅为医院提供了更广阔的发展空间，也是提升医院核心竞争力的有效途径。通过跨国发展，医院可以引进国际先进的医疗技术和管理经验，提升医疗服务的质量和水平；同时，也可以拓展国际医疗市场，增加医院的收入来源和品牌影响力。这些都将有助于医院核心竞争力的提升。反过来，医院核心竞争力的提升也将为跨国发展提供有力支撑，使医院在国际市场中更具竞争力。

（八）新形势下医院跨国发展战略的创新方向

在新形势下，医院跨国发展战略的创新方向应关注以下几个方面：一是加强与国际医疗机构的深度合作，共同开展医疗技术研究和创新；二是探索跨国医疗服务的新模式和新业态，满足国际患者多元化、个性化的需求；三是推动医院管理的国际化进程，引进国际先进的管理理念和制度；四是加强国际化人才的培养和引进力度，打造具备国际竞争力的医疗团队。

参考文献

著作类

[1] 罗斌，罗旸洋. 实用管理学［M］. 北京：北京理工大学出版社，2022：9-12.

[2] 陈泉辛，严文燕，唐佳蓓. 管理学［M］. 南京：东南大学出版社，2023：50-52.

[3] 张燕，史歌. 管理学基础［M］. 西安：西北大学出版社，2023：32-35.

[4] 康庚，何廷尉. 卫生管理学［M］. 四川：四川科学技术出版社，1986：11-12.

[5] 张鹭鹭，李士雪. 医院管理学概论［M］. 北京：中国协和医科大学出版社，2022：8-9.

[6] 郭子恒. 医院管理学［M］. 北京：人民卫生出版社，1983：8-12.

[7] 王英卜. 医院管理学［M］. 合肥：安徽科学技术出版社，1991：64.

[8] 黄明安，申俊龙. 医院管理学［M］. 北京：中国中医药出版社，2015：37-40.

[9] 徐丛剑，严非. 医学社会学［M］. 上海：复旦大学出版社，2022：80-83.

[10] 李亚军. 现代医院管理规范与实践［M］. 北京：世界图书出版公司，2017：161-163.

期刊类

［1］包震乾．现代医院物资管理信息化建设探讨［J］．卫生经济研究，2023，40（05）：72-74.

［2］成汉洋，朱杰．现代医院管理制度下经济监管机制研究［J］．商业 2.0，2023，（16）：104-106.

［3］陈然．现代公立医院人力资源管理战略与规划探讨［J］．商讯，2022，（27）：159-162.

［4］陈顺奇．现代医院管理制度下医院绩效管理策略探析［J］．财务管理研究，2023，（04）：130-134.

［5］崔颖，刘云军．现代医院管理制度下医院经济合同管理模式的探索与实践［J］．现代医院，2023，23（03）：403-406.

［6］高龙，汤畅．现代医院管理制度下推进医院办公室管理工作精细化的思考［J］．现代医院，2022，22（12）：1882-1885.

［7］顾伟，杨越，王天鹰，等．现代医院管理制度下采管分离模式实践探索［J］．中国医院，2023，27（02）：91-94.

［8］郭春丽，薛文华，周玉冰，等．新形势下大型公立医院高质量发展实施战略与探讨——以郑州大学第一附属医院为案例分析［J］．现代医院，2024，24（01）：50-52.

［9］黄朔．现代医院管理制度下公立医院档案管理与建设路径研究［J］．黑龙江档案，2022，（06）：61-63.

［10］黄苑．现代医院管理制度下公立医院运营管理模式创新的思考［J］．会计师，2022，（20）：146-148.

［11］连漪．上海市浦东医院：现代医院管理要先完善制度框架［J］．中国卫生，2022，（10）：98-99.

［12］梁臻．基于预算、成本、绩效一体化的现代医院财务管理策略［J］．财经界，2023，（22）：147-149.

［13］刘茉，梁丽，谢聃，等．基于现代医院管理制度体系下的奖惩制度探索与实践［J］．现代医院管理，2023，21（04）：17-19.

［14］刘月辉，张璇，张博雅，等．现代医院管理制度下的公立医院内部管理制度体系框架研究［J］．中国卫生质量管理，2023，30（04）：86-90.

［15］劳依敏．强化医院档案管理，构建现代医院档案服务新发展［J］．兰台内外，2023，(28)：49-51.

［16］吕昊鹏．现代医院管理中计算机信息技术的应用研究［J］．信息与电脑（理论版），2023，35（21）：23-25＋59.

［17］穆子涵，吴建，郑丽，等．现代医院运营管理模式国际比较及国内典型案例分析［J］．中国医院管理，2024，44（03）：1-4.

［18］牛晓兰．现代医院经济管理体系下的成本管理策略探析［J］．商讯，2022，(26)：139-142.

［19］石荣荣．现代医院财务管理信息化建设存在的问题及对策［J］．财讯，2023，(14)：174-176.

［20］孙振桓，代伟，金新政．现代数智化对医院管理的挑战［J］．卫生软科学，2023，37（06）：49-51.

［21］亓莹，杨正云，巫媛莹．基于现代医院管理制度的公立医院内控评价指标体系构建［J］．现代医院，2022，22（10）：1486-1488.

［22］田翀，余遥，方鹏，等．坚持中国特色社会主义道路：现代医院管理制度建设的基本路径［J］．中国医院管理，2023，43（04）：5-8.

［23］武迪．基于信息化的管理模式对医院现代管理质量的影响研究［J］．中国卫生标准管理，2022，13（22）：7-12.

［24］王军凯．基于现代医院管理制度的智慧档案管理模式分析［J］．兰台内外，2024，(02)：49-51.

［25］王冠，李亚丽，张岩，等．集团化管控下现代医院管理制度体系建设构建探讨［J］．中国医院管理，2022，42（11）：86-89.

［26］王月，甘叶敏，冒文倩，等．现代医院管理制度下绩效计划的目标设立探析——以三级中西医结合医院绩效管理为例［J］．现代商贸工业，2023，44（20）：140-142.

[27] 衣晓娟，陈安奇，王红，等. 建立健全现代医院管理制度的路径探讨——以 W 医院为例 [J]. 中国市场，2022，(25)：104-106.

[28] 徐飞. 现代医院经济管理体系下的成本管理思路 [J]. 财经界，2023，(19)：27-29.

[29] 张晨，范丽微，张俊杰，等. 基于现代医院管理制度的医院智慧档案管理模式探索 [J]. 中国卫生事业管理，2023，40 (01)：17-18+71.

[30] 赵华锋. 现代信息技术在医院档案管理中的应用 [J]. 办公自动化，2023，28 (01)：51-53.

[31] 关莎娜. 现代医院档案管理信息化建设的创新分析 [J]. 网络安全和信息化，2023，(10)：27-28.